F*DA-SE A DIETA

CAROLINE DOONER
F*DA-SE A DIETA

Como abandonar as dietas e construir uma relação saudável com a comida

Tradução
Sandra Martha Dolinsky

1ª edição

Rio de Janeiro | 2022

EDITORA-EXECUTIVA
Raïssa Castro

SUBGERENTE EDITORIAL
Rayana Faria

EQUIPE EDITORIAL
Beatriz Ramalho
Mariana Gonçalves
Ana Gabriela Mano

DESIGN DE CAPA
Juliana Misumi

REVISÃO
Aline de Freitas Germano
Silvia Leitão

DIAGRAMAÇÃO
Ricardo Pinto

TÍTULO ORIGINAL
The F*ck it Diet: Eating Should be Easy

CIP-BRASIL. CATALOGAÇÃO NA PUBLICAÇÃO
SINDICATO NACIONAL DOS EDITORES DE LIVROS, RJ

D743f

Dooner, Caroline
F*da-se a dieta: como abandonar as dietas e construir uma relação saudável com a comida / Caroline Dooner ; tradução Sandra Martha Dolinsky. – 1. ed. – Rio de Janeiro: BestSeller, 2022.

Tradução de: The F*ck it Diet: Eating Should be Easy
ISBN 978-65-5712-170-2

1. Emagrecimento - Aspectos psicológicos. 2. Dieta - Aspectos psicológicos. 3. Hábitos alimentares. 4. Dietoterapia. I. Dolinsky, Sandra Martha. II. Título.

CDD: CDD: 613.25
21-74735   CDU: 613.2

Meri Gleice Rodrigues de Souza - Bibliotecária - CRB-7/6439

Texto revisado segundo o novo Acordo Ortográfico da Língua Portuguesa.

Copyright © 2019 by Caroline Dooner

Copyright da tradução © 2022 by Editora Best Seller Ltda.

Todos os direitos reservados. Proibida a reprodução,
no todo ou em parte, sem autorização prévia por escrito da editora,
sejam quais forem os meios empregados.

Direitos exclusivos de publicação em língua portuguesa para o Brasil
adquiridos pela
EDITORA BEST SELLER LTDA.
Rua Argentina, 171, parte, São Cristóvão
Rio de Janeiro, RJ – 20921-380
que se reserva a propriedade literária desta tradução

Impresso no Brasil
ISBN 978-65-5712-170-2

Seja um leitor preferencial Record.
Cadastre-se no site www.record.com.br e receba informações
sobre nossos lançamentos e nossas promoções.

Atendimento e venda direta ao leitor:
sac@record.com.br

Dedico este livro ao queijo —
nunca mais o abandonarei.

SUMÁRIO

Introdução: Este não é um livro de dieta   15

A quem se destina este livro   20

1
POR QUE SOMOS TÃO VICIADOS EM COMIDA?

Vamos falar de fome   25

O experimento sobre fome de Minnesota   30

O que é uma alimentação normal?   35

O grande mito do peso   36

Adivinhe qual setor ganha US$ 60 bilhões por ano?   42

Uma palavra controversa   47

Sua dieta pode ser uma seita   49

Desvendando as dietas   52

E daí que você já tentou?   53

Você é quem manda (finalmente)   54

2
E COMO FAÇO ISSO, AFINAL?

A PARTE FÍSICA	**61**
Ferramenta 1: permitir-se comer	62
O nobre papel do peso	64
Você não é um carro	67
Nosso medo da fome	70
O pêndulo da dieta	74
Coma quando estiver com fome	75
A armadilha da alimentação consciente	80
Por que comemos a menor quantidade possível?!	83
Não existe o momento perfeito de parar	87
A armadilha de buscar o equilíbrio	88
Nosso objetivo é neutralizar a comida	89
Vou comer esse tanto para sempre?	93
Nenhum alimento é proibido	96
Seus desejos alimentares são seus amigos	98
Em defesa dos carboidratos e do açúcar	102
Em defesa da comida deliciosa e decadente	107
Em defesa do sal	110
Em defesa da comida "porcaria"	112
Porcaria diet	114
Pureza não existe	115
Você não precisa fazer detox com suco verde	117
Tantas, tantas regras nas dietas	118
"E quanto à minha saúde?"	120
"Mas eu sou um comedor compulsivo!"	124
O que fazer durante um momento de compulsão alimentar?	126
Dizer foda-se à dieta não causa obesidade?	127
"E se eu tiver mesmo um problema de saúde?"	129

Ferramenta 2: deitar-se	133
A nobre arte do repouso	134
E quanto aos exercícios?	138
Como saber se está funcionando?	141
Seu corpo é muito inteligente	144

A PARTE EMOCIONAL — **147**

Alimentação emocional *versus* compulsão alimentar	148
As emoções que evitamos	151
São taaaaaaaantas emoções acerca de nosso peso	152
Humanos usam muitas coisas para se entorpecer	154
Medo da dor	156
Não dá para evitar ser humano (Lamento)	159
Estamos todos presos no modo de luta ou fuga	164
Ferramenta 3: respirar e sentir	167
O mito do estresse e respiração	168
Você acha que pode se odiar para melhorar?	169
A quem podemos culpar?	172
Renda-se à desorganização	175

A PARTE MENTAL — **179**

Desfazendo os nós	180
Ferramenta 4: esvaziar a lixeira cerebral	181
O poder das nossas crenças	183
Suas crenças se tornam viés de confirmação	184
Restrição mental e compulsão alimentar	187
Cada um tem suas razões	188
O que achamos que ganharemos sendo magros?	192
Perda de identidade	196
Por que entramos em pânico?	197
A dor evitável	198
Pare com esse negócio de "eu deveria"	200
Você pode abandonar suas crenças limitantes	203

Ferramenta 5: abandonar uma crença	204
Nada é uma panaceia	206
A culpa nunca foi sua	206
O trauma da cultura da dieta	208
A sorte do magro	210
Gordofobia	214
Você está aumentando a aposta	216
Como confiar quando você não confia	217
Deixe que pareça uma loucura	218
Esperando perder a fome	220
É permitido ficar confuso	221
A PARTE DO CRESCIMENTO	**223**
Que causa você defende?	223
Limites práticos com comida e peso	226
Ócio fútil	228
Descanso emocional e existencial	232
Seja seu próprio guru	235
É isso!	237
Agradecimentos	239
Notas	243

Este livro é para pessoas que fazem dieta crônica. Não sou médica, e se você estiver praticando qualquer tipo de restrição alimentar ou autoagressão, deve procurar ajuda profissional. Este texto não pode substituir o tratamento de transtornos alimentares e não se destina a tratar nenhuma doença física ou mental.

Trarei aqui trabalhos de médicos, nutricionistas e cientistas do peso e metabolismo para ajudar a provar que não sou uma louca e solitária devoradora de brownies que pretende acabar com sua saúde e felicidade. Mas, como já disse, não sou médica. Não é um livro de conselhos médicos. Muito bem, você entendeu. Vamos seguir.

F*DA-SE A DIETA

INTRODUÇÃO:
ESTE NÃO É UM LIVRO DE DIETA

Quem já leu tantos livros de dietas não recomendadas quanto eu deve ter notado que as introduções são bem semelhantes. Normalmente é uma promessa sensacionalista, como *Esta é a dieta que você estava esperando*. E é mais ou menos assim:

INTRODUÇÃO À DIETA QUE VOCÊ ESTAVA ESPERANDO

Você pulou de uma dieta para outra e nada funcionou: ainda está gordo e nada saudável. Mas agora, com esta maneira inovadora **e** *ao mesmo tempo antiga de comer, você finalmente tem um método comprovado, científico e simples para desbloquear todos os seus sonhos de ser bonito e estar em forma.*

A melhor parte é esta: se seguir o método exatamente do jeito que o descrevemos neste livro, você nunca mais terá desejos alimentares! Nunca! **Nunca mais terá desejos alimentares.**

Acredite, ter desejo por certas comidas não deveria fazer parte de sua vida.

Todas as dietas que já tentou não funcionaram porque você não comia os alimentos **certos** *nas quantidades* **certas.** **Óbvio** *que não iam funcionar.*

*Com nosso método, seu corpo começará a funcionar **tão bem** que você nunca mais pensará em comida.*

*Isto não é uma dieta, e sim um **estilo de vida**. É uma **mudança de estilo de vida**. Sei que aquelas **outras** dietas que você fez diziam a mesma coisa, mas estavam mentindo. Eram **dietas**. Isto não é. **Esta dieta** NÃO **é uma dieta**, é um modo de vida.*

Está pronto? Vamos virar a página e ir para o primeiro capítulo, no qual direi por que tudo que você come atualmente lhe faz mal.

Você lê isso e pensa: *É* ISSO! *Finalmente uma maneira de me livrar dos meus desejos por certas comidas. Estou cansado de estar sempre com fome.* Você se livra de tudo o que tem na cozinha, enche a despensa com alimentos mais saudáveis e começa a comer com devoção exatamente o que eles prescrevem, sentindo, todos os dias, a adrenalina por cumprir as regras com sucesso. Você está muito animado por finalmente ter encontrado essa dieta *científica e antiga* que vai acabar com seus desejos fracos e humanos por comida. Sente-se tão frustrado por ser um humano faminto que está disposto a fazer qualquer coisa para deixar de ser um fardo para a sociedade com o espaço que ocupa.

Você está *extremamente* comprometido, se dedica por três meses a essa maneira cientificamente comprovada de eliminar gordura corporal, desejos e... *voilà!* Está indo muito bem! Está fortalecido, cheio de energia e mais feliz do que nunca, comendo sua comida perfeita em porções perfeitas. E começa a esquecer de comer e pensa em se tornar um robô que só precisa ingerir umas bolinhas de vez em quando.

A melhor parte é que todos os seus relacionamentos florescem porque, agora que não precisa de comida, você é muito elegante. Todos o amam e o querem por perto. Você sai para almoçar com amigos, sorri e pensa que sua vida é ótima enquanto eles comem. Todos o acham engraçado e bonito, não enxergam defeitos e desejam ser mais parecidos com você.

Você enriquece e nunca fica entediado.

Não se preocupe, este livro não é nada disso. A prática de dizer foda-se a tudo isso é muito diferente dessas dietas.

=====

Quando fazia dietas restritivas era extremamente dedicada (quando não comia compulsivamente), e as introduções dos livros desse tipo de dieta sempre eram empolgantes para mim. *Vou fazer isso. Vou fazer direitinho. E finalmente minha vida será MARAVILHOSA.*

E eu *fazia.* Até que não dava certo e começava a alternar momentos de comilança com arrependimento, comer compulsivamente ou trocar tudo por outra dieta melhor.

Comecei a fazer dietas restritivas aos 14 anos, quando notei que meu short estava muito apertado, meu rosto estava ficando mais oleoso e inchado a cada dia, e quando tive que comprar sutiãs tamanho 52 da marca que a Oprah recomendou, porque os da Victoria's Secret eram muito pequenos.

Tenho *que dar um jeito nisso... Acho que chega de comida para mim.* Então, durante os dez anos seguintes ou estive "de dieta" — obcecada em seguir as regras perfeitamente — ou "fora da dieta", porque comia compulsivamente e me sentia péssima comigo mesma; estava perdendo o controle.

Tentei a dieta Atkins, a South Beach, a de resistência à insulina, a dieta do pH, a do tipo sanguíneo, a Rosedale, a dieta vegana crua, muitas versões da dieta Reze a Deus para ser Magra, The Secret™ (não é uma dieta, mas dá para transformar qualquer coisa em dieta, especialmente a autoajuda New Age), a dieta "Vou ouvir meu corpo MUITO BEM" (também conhecida como a versão obsessiva da alimentação intuitiva ou consciente), a dieta *Mulheres francesas não engordam* (que é um híbrido da dieta alimentar intuitiva com a de café e vinho), a paleo, a GAPS, eeeee...

Boom. Epifania. Foi o que aconteceu em meu vigésimo quarto aniversário, depois de comer nove panquecas de abóbora e 12 cupcakes de farinha de amêndoas sem açúcar que eu fiz para mim e que ninguém mais comeu. Tive uma verdadeira epifania espiritual, sentindo meu estômago dilatado e meu coração palpitando. Olhei-me no espelho de meu pequeno banheiro e, como se estivesse em uma comédia romântica não muito engraçada, falei comigo mesma em voz alta: *O que você está fazendo? Vai fazer isso pelo resto da vida?*

Passei os últimos dez anos odiando meu corpo, com nojo de mim mesma e querendo ser magra mais que qualquer outra coisa. Por anos vivia obcecada por regras de dietas imprudentes, planejando o que e quando podia comer, contando calorias e carboidratos. Gastei toda a minha energia tentando controlar meu peso e salvar minha saúde, mas, independentemente de quanto tentasse, ou de quão importante fosse a dieta para mim, comia compulsivamente. Durante anos a fio, me senti fora de controle.

Morria de medo de carboidratos, açúcar e ficar empanturrada; absolutamente tudo que fazia era com o propósito de tentar emagrecer. Eu dependia dos números que apareciam na balança e do que eu havia comido para decidir se meu dia tinha sido bom ou ruim. Acreditava de verdade que estava fazendo tudo em nome da saúde, porque, no meu entender, saúde e baixo peso eram sinônimos.

Além do mais, minhas fantasias eram basicamente ser magra e bonita e *talvez namorar o príncipe Harry, não sei*. Mas magra e bonita sem dúvida, como se *isso* fosse meu sonho verdadeiro e como se *esse* fosse meu verdadeiro propósito. Como se o fato de ser magra e bonita me trouxesse felicidade.

E quanto aos *meus verdadeiros sonhos distantes e enterrados? Bem, se eu conseguir emagrecer, eles* **finalmente** *se realizarão. Quando eu for magra para sempre, poderei, enfim, me levar a sério.*

Mas mesmo quando a dieta "funcionava" e eu estava magra de verdade, nunca, nunca era o suficiente. Eu não me *sentia* magra, nem digna, nem confiante. E nos momentos em que me *sentia* magra, ficava em pânico porque a magreza não duraria, e isso me deixava ainda mais obcecada pelas dietas.

Passei dez anos pensando que ser magra me faria gostar de mim mesma. Achava que ser magra me faria feliz. E esse método para a felicidade *não dura*.

Ser magro não gera felicidade — basta perguntar a qualquer modelo magérrima ou pessoa que foi "bem-sucedida" com uma dieta. É óbvio, depois de atingir sua meta de peso, por um tempo você acha que está feliz. Mas, se está lendo este livro, já sabe que isso não dura. Trocar essa busca da felicidade por meio da magreza e beleza por algo mais real, alcançável e afirmativo é uma grande parte do conteúdo deste livro.

Mas vamos nos concentrar primeiro no fato de que *dietas restritivas não funcionam*. Essa maneira de tentar exercer controle sobre nosso corpo é biologicamente falha e está fadada ao fracasso. Quando tentamos anular nossa resposta ao instinto de sobrevivência, ele vence. *Toda vez*.

Falaremos disso tudo, mas, primeiro, vou contar o que fiz depois da epifania do espelho do banheiro. Decidi aprender a comer normalmente, e finalmente entendi o que isso significava: eu tinha que comer muito mais do que achava o certo. Decidi me permitir todas as comidas que eu temia e satisfazer *toda a fome* que tentara reprimir nos últimos dez anos. Toda mesmo. *E eu tinha muita fome.*

Também decidi pesquisar todas as razões pelas quais fazer dieta restritiva não funcionava. Armei-me com todas as informações científicas de que precisava para me manter confiante e ter certeza de que não fazer dieta era o caminho certo. Descobri todo um movimento dedicado a explicar a razão pela qual nossa maneira de abordar a saúde e a perda de peso é profundamente falha. Aprendi como estava me prejudicando com dietas nos âmbitos biológico, químico e hormonal.

Mas o mais importante foi que decidi aprender a gostar de mim mesma e me aceitar com o peso que tivesse. Não sabia qual acabaria sendo meu peso porque passara pelo efeito ioiô *muitas vezes* durante os últimos dez anos — e o brinquedinho, que descera tantas vezes, agora subiria até meu peso mais alto, situação em que sempre me sentia um fracasso. Não havia *nada* que me causasse mais pânico que ver meu peso lá em cima, mas decidi mudar minhas prioridades para valer. Decidi: *foda-se*. Sério, *foda-se*. Eu estava infeliz demais, tinha que fazer isso. Aprenderia a gostar de mim com o peso que fosse, porque não podia passar nem mais um dia lutando contra mim mesma, esperando aquele dia mágico e fugidio em que finalmente estaria magra e contente para sempre. Eu sabia que essa era a única maneira de escapar da armadilha em que estava, e assim nasceu o conceito "foda-se a dieta".

A QUEM SE DESTINA ESTE LIVRO

Este livro é para quem faz dietas crônicas, para as pessoas que estão prontas para aprender o *porquê* de certas dietas não funcionarem, assim como o porquê da maioria dos ensinamentos sobre alimentação e saúde também não. Este livro é para aqueles que fizeram todas as dietas da moda, que passaram horas se preocupando e contando as calorias ou toxinas dos alimentos que comiam e não querem mais fazer isso.

É para pessoas que passaram anos medindo seu valor pelo que comeram naquele dia e de quanto pesaram naquela manhã; que passaram de dieta em dieta na esperança de que a próxima fosse a solução. É para todos que nem percebiam como estavam infelizes, porque estavam ocupados demais rezando para que *talvez,* dessa vez, perdessem peso o bastante para gostar de si mesmos, e assim, toda a infelicidade teria valido a pena.

Se você aceita perfeitamente bem a maneira como se alimenta, se faz exercícios e se identifica com seu corpo e peso, talvez não precise deste livro. Mas para quem está cansado de estar preso em um relacionamento abusivo com as dietas, que quer uma relação diferente com os alimentos e seu corpo, estou aqui para dizer que há uma saída.

Hoje não me preocupo mais com a comida — coisa que eu achava impossível antes. Desde que comecei a seguir o plano do foda-se a dieta, quase não penso em comida quando não estou com fome — coisa que também achava ser um mito. Por muito tempo, acreditei que a cura para a compulsão alimentar e a obsessão por comida era *mais força de vontade*. Achava que, se conseguisse fazer uma dieta (como fiz nas primeiras vezes) e depois a mantivesse para sempre, por fim, estaria curada, feliz e — o mais importante — magra e bonita.

A ironia é que a restrição e a dieta causam um vício alimentar bem real que não dá para curar com mais dieta e mais restrição. Somos fisiológica e psicologicamente programados para ser viciados em comida quando nosso corpo sente que não há alimento suficiente. Isso é químico e hormonal, não há como evitar.

Não importa seu peso: algumas dietas acabam com seu metabolismo e sua capacidade de ouvir seu corpo. Vamos falar muito mais sobre a ciência do peso e as razões de saúde e peso não estarem tão conectados como nos ensinaram, e sobre como a cultura da dieta restritiva nos colocou em guerra contra nós mesmos.

Este livro pode beneficiar qualquer pessoa, de qualquer sexo, com qualquer peso, que lute contra a comida e a imagem corporal. Mas como sou uma mulher que precisava descobrir o motivo para tanto medo de ser gorda demais neste mundo em que vivo, esta obra é, inerentemente, uma resposta feminista à cultura diet. As enganadoras causas sociais de nossa disfunção em relação à comida e ao peso não podem ser ignoradas. Portanto, para as mulheres que acreditam que devem ser minúsculas e fortalecidas para serem importantes e respeitadas, digo *foda-se*. Você pode comer o sanduíche inteiro e ocupar o espaço que seu corpo necessitar.

Já trabalhei o conceito de foda-se a dieta com mais de mil mulheres (e alguns homens) em meus programas de grupo, bem como individualmente. E repetidamente — para a surpresa de todos — vi que permitir todos os alimentos é a *única* coisa que cura a obsessão e a compulsão alimentar. O medo mais comum das pessoas é que quando comecem a comer, nunca mais parem. E elas sempre ficam maravilhadas ao ver que seu apetite muda completamente quando estão alimentadas de verdade — assim que você se dá permissão para comer, a compulsão alimentar tende a desaparecer. Não é necessária uma força de vontade sobre-humana.

A razão de dizer foda-se à dieta funcionar — ao contrário de qualquer dieta restritiva, guru de autoajuda ou alimentação supostamente consciente — é porque aborda duas coisas ao mesmo tempo: as razões biológicas que mantêm as pessoas obcecadas e compulsivas e as questões mentais, emocionais e *culturais* que nos tornam pessoas obcecadas por comida e peso.

Neste livro, vou dividir com você minha vivência, as experiências dessas pessoas e a ciência que as *fundamenta* e explicar por que não fazer dieta funciona. Foram lições difíceis, mas depois que as aprendi, tornaram-se óbvias e lógicas. Agora me pergunto: como pude um dia acreditar que a restrição fosse a solução?

1

POR QUE SOMOS TÃO VICIADOS EM COMIDA?

VAMOS FALAR DE FOME

Faça-me um favor: imagine que você está passando fome na vida real, que tem pouco acesso à comida. Imagine o que aconteceria: imediatamente, tudo em sua vida giraria em torno da comida.

Seu corpo lhe diria para *racionar* o que você tem e *comer muito* na primeira oportunidade em que encontrasse comida suficiente. Você ficaria o tempo todo procurando mais comida. Talvez tivesse que começar a procurar plantações que não foram destruídas, a caçar coelhos, a buscar por comida. E logo seria muito engenhoso com a comida que encontrasse.

Você sentiria um pico de adrenalina quando a restrição e a busca por comida começassem — uma leve euforia —, que lhe daria energia e esperança suficientes para procurar pelo que comer. Mas, ao mesmo tempo, seu metabolismo ficaria lento para poder usar e armazenar com inteligência os nutrientes que você *estivesse ingerindo*. Como você seria forçado a comer menos, provavelmente perderia peso, mas, ao mesmo tempo, seu metabolismo ficaria lento para que não perdesse *tanto em pouco tempo* — porque se usasse muito combustível depressa demais, você morreria.

Depois de passar fome e racionar o pouco que conseguiu, sempre comendo o que e quando pudesse, **talvez** você finalmente encontrasse alimentos mais substanciais, caçando um javali ou furtando pães de uma família rica da vila — enfim, não importa. A questão é que você encontraria mais que um punhado de comida, e todo seu corpo colocaria de lado todo o racionamento e a força de vontade com que você vivia até então. *Você comeria tudo.* Comeria o máximo que pudesse, se empanturrando como se estivesse em um banquete. E se tentasse se conter no meio do caminho, provavelmente não conseguiria. Seu corpo está programado para sobreviver, e isso *é uma coisa boa*. A única função do seu corpo quando você passa por uma crise é ajudá-lo a armazenar nutrientes e combustível para os dias, as semanas que virão. Isso lhe dá um pouco de energia, mesmo que ainda tenha que funcionar com a taxa metabólica mais baixa que o normal se o banquete não existir mais. Você ainda estaria com fome, mesmo tendo acabado de comer dois pães maravilhosos. Seu corpo ainda vai trabalhar no modo de sobrevivência: procurando comida constantemente.

Para continuar vivo, você teria que *continuar* comendo o máximo que pudesse quando encontrasse comida, assim, seu metabolismo continuaria baixo, garantindo-lhe a sobrevivência.

Existem dois finais possíveis para essa fome:

Destino 1: A fome jamais é saciada. À medida que você esgota todas as suas reservas de alimentos, deixa de sentir fome, porque seu corpo acredita que não há mais comida mesmo e não vai usar uma energia preciosa para enviar sinais de que você precisa comer. Você vive um pouquinho assim, com a saúde deteriorada, depois morre, *mesmo que ainda não esteja magro*, porque a fome enfraquece seus músculos e o coração independentemente de seu peso.[1]

Destino 2: Você encontra comida suficiente para mantê-lo vivo antes que a fome desapareça. Mas, antes disso, toda vez que encontra comida você se delicia. E está certo. Seu corpo armazena essas calorias como gordura para ajudá-lo a reconstruir e reparar seu corpo e para protegê-lo caso passe fome de novo. Entre esses banquetes necessários e úteis, você sente fome e ainda fica obcecado por encontrar comida e comer o máximo que puder, quando puder. Isso é óbvio.

Antes que a fome acabe, outras coisas acontecem enquanto você passa por esse processo de banquete/escassez: seus hormônios param de funcionar direito e seu desejo sexual cai (por que ter filhos no meio de uma época de escassez?). Você vive irritado, aquele efeito da adrenalina começa a passar. Seu corpo tenta conservar energia, já que seu metabolismo é baixo e sua energia provavelmente é derivada de picos de adrenalina e hormônios do estresse.

Talvez, graças a algum tipo de maná, ou porque encontrou um terreno mais abundante, com peixes, mangas e brownies, você vive e a fome acaba.

Quando houver comida, você comerá o máximo que puder, por muito tempo. Ganhará peso, e isso será **ótimo**. Seu corpo levará um tempo para recuperar a força e a vitalidade. Você ainda ficará cansado por um bom tempo, enquanto seu corpo lentamente conserta as partes que ficaram fragilizadas para mantê-lo em movimento durante a época de escassez.

Durante a recuperação da fome que passou, toda vez que você encontrar comida vai comer. *É óbvio que vai.* Você passou fome! Quase morreu de fome por meio ano! Ou por cinco anos! Seu corpo não está convencido de que não haverá outra época de escassez ao virar da esquina, de modo que você vai comer muito por um tempo. E precisará descansar um pouco. E *ganhará* peso durante essa recuperação, como seria o certo.

Depois de um bom tempo com seu corpo alimentado e sem se preocupar com a fome, você aos poucos voltará ao normal. Comer não será tão estressante. Devagar, você confiará que há comida suficiente de novo, e seu metabolismo acabará se normalizando. Seu apetite e desejo por comida acabarão se normalizando também e seu peso se estabilizará — talvez em um patamar um pouco mais alto que antes, por causa do medo de uma futura escassez; ou talvez não.

Tenho certeza de que, a esta altura, você já ligou os pontos, mas quero elucidar de qualquer maneira: fazer dieta restritiva é colocar seu corpo em estado de fome. Pode parecer exagero, mas não é, de jeito algum. Você dirá: "Não, não, eu como bastante, mesmo quando estou de dieta." Ou "Como compulsivamente o tempo todo, não há como não ter comida suficiente em meu corpo."

Não importa. Se você continua comendo, mas não o suficiente até a saciedade, ou se alterna entre a dieta e a compulsão alimentar, seu corpo interpreta isso como um estado de fome. Vou repetir: **se você fica oscilando entre dieta e compulsão alimentar, está colocando seu corpo em uma crise constante.**

Esse é um estado de crise e sobrevivência. Antes de nossa cultura da dieta atual — que, a propósito, tem décadas apenas —, o *único* motivo pelo qual alguém comeria menos que o suficiente seria se houvesse escassez: fome. Comer menos do que você deseja ativa o modo de sobrevivência de seu corpo, modificando seus hormônios e a química de seu cérebro, o que reduz seu metabolismo e o torna biologicamente *obcecado* por comida. A obsessão é, na verdade, *causada* pela restrição física.

A obsessão alimentar e a compulsão alimentar são ambas causadas por seu corpo tentando forçá-lo a abandonar a dieta/fome para a sua sobrevivência. Se você confiasse na comida que seu corpo o força a comer, se seguisse sua fome natural e se permitisse se recuperar, estaria novo em folha relativamente rápido. Seu corpo sabe o que fazer. Pode levar algumas semanas ou meses, mas seu apetite, metabolismo e peso acabam se estabilizando.

Mas nunca nos permitimos fazer isso. *Não nos permitimos* comer muito porque não confiamos em nosso apetite ou em nosso peso. Aprendemos que comer muito é ruim e um sinal de que *certamente* somos viciados em comida. Na verdade, *lutamos* contra nossos impulsos naturais de comer muito e descansar, com medo de sermos preguiçosos e irresponsáveis. Nós nos aprisionamos nesse estado de fome e, assim, a obsessão alimentar continua. Então, acabamos ficando como aquelas velhinhas nas casas de repouso preocupadas porque o pudim vai fazê-las engordar.

Quando você impõe uma restrição, seu corpo passa a compensar a falta de alimentos: desacelera seu metabolismo, fica obcecado por comida e por manter o peso. Com seu metabolismo comprometido, seu corpo vai, basicamente, deteriorar sua saúde aos poucos a fim de mantê-lo vivo pelo maior tempo possível, na esperança de que um dia você consiga comer muito de novo e dar a seu organismo uma chance de se reparar e recuperar.

Se você é obcecado por comida é porque desencadeou um estado de fome. Se está comendo compulsivamente, está em estado de fome. Isso é verdade independentemente do seu peso ou da quantidade excessiva que *ache* que está comendo.

Seu corpo pode entrar no modo crise *mesmo se* você estiver restringindo o que come "só um pouco". Se ficar com fome com frequência, isso vai acontecer. Também é muito importante notar que seu corpo pode estar nesse estado *mesmo se você não for muito magro*. Muitas pessoas que não parecem desnutridas estão em estado de fome. Esse fenômeno biológico e metabólico acontecerá seja você magro ou gordo. Independentemente de qualquer coisa, o corpo precisará de mais gordura enquanto se recupera, como uma espécie de apólice de seguro.

Para nós, é difícil acreditar que a cura para o nosso vício em comida poderia ser comer *mais* e deixar nosso corpo se recuperar do ciclo de fome reativo e obcecado por alimentos. Temos muito medo de comida, calorias e peso, de modo que nunca nos recuperamos, e nossa obsessão e compulsão continuam. A oscilação fica pior, nosso metabolismo permanece suprimido, nosso cérebro tem fixação por comida — e nosso corpo ganha peso sempre que pode.

Estamos convencidos de que nosso principal problema é o vício em comida e comer demais, mas ignoramos o fato de que tudo isso tem origem na restrição. Inclusive, podemos argumentar que um corpo gordo é programado para resistir ainda *melhor* à dieta/fome. Seu corpo não quer que você perca peso, pois teme uma escassez iminente.

E sob esse enfoque, um corpo mais gordo é mais bem equipado para sobreviver.

Seu corpo não gosta quando você tenta controlar a ingestão de alimentos. Ele não entende que você está tentando caber em uma calça absurdamente apertada. Ele luta contra a fome e as restrições para que você sobreviva; quanto mais você faz dieta, mais ele reage.

O EXPERIMENTO SOBRE FOME DE MINNESOTA

Durante a Segunda Guerra Mundial, houve um estudo sobre fome conduzido por Ancel Keys na Universidade de Minnesota. Ele queria descobrir a melhor maneira de reabilitar pessoas em estado de inanição por causa da guerra — então, primeiro, teve que deixar as pessoas famintas.

Mais de quatrocentos voluntários se inscreveram para participar do estudo (grupo dos chamados objetores de consciência, contrários à luta armada) como alternativa ao serviço militar. Apenas 36 homens foram escolhidos: os mais saudáveis física e mentalmente, e que estavam *mais* dispostos e alinhados com os objetivos do experimento.

Os voluntários foram alojados em dormitórios conectados ao laboratório temporário. Tinham autorização para sair, mas não do complexo alugado para o experimento. Durante os primeiros três meses, comeram normalmente, e sua saúde era monitorada com atenção. Sua alimentação tinha cerca de 3.200 calorias por dia, o que era considerado uma quantidade normal (porque é). Trabalhavam dentro do complexo e caminhavam cerca de cinco quilômetros todos os dias.

Nos seis meses seguintes, suas calorias foram reduzidas significativamente — pela metade. Faziam apenas duas refeições por dia, o que dava cerca de 1.600 calorias no total. E os participantes foram incentivados a continuar caminhando.

Nesse experimento, 1.600 calorias foram consideradas "semi-inanição", o que é horrível quando se percebe que esse é o mesmo "protocolo conservador" usado pelo FDA (Administração de Alimentos e Medicamentos dos Estados Unidos, referente à sigla original) para "combater a obesidade". Você já deve ter visto esse número de calorias em revistas de conteúdo fitness e em algumas dietas prescritas por médicos. Atualmente, 1.200-1.600 calorias são consideradas uma quantidade diária aceitável para homens e mulheres.

Homens costumam consumir mais calorias que mulheres devido a seu tamanho e compleição muscular, mas 1.600 é muito pouco para qualquer um. Na verdade, mesmo a nova ingestão diária recomendada de duas mil calorias "é suficiente apenas para sustentar crianças",[2] segundo Marion Nestle, ph.D. e professora de estudos de nutrição e alimentos da Universidade de Nova York (NYU). Pense nisso.

Pois bem, com apenas 1.600 calorias, a força e a energia dos participantes começaram a diminuir imediatamente, e eles diziam estar constantemente cansados. Então, instalou-se a apatia. Todos eram contrários às forças armadas, de forte opinião, mas passaram a não se importar com nada com que se preocupavam antes. A seguir, sexo e romance deixaram de ser atraentes.

Todos os seus pensamentos se voltaram para a comida. Ficaram obcecados em pensar, falar e ler sobre comida. (Isso lhe parece familiar?) Alguns começaram a ler e olhar fixamente para livros de receitas durante horas, as refeições se tornaram a parte favorita do dia, ficavam irritados se não eram alimentados na hora certa, e mesmo que a comida fosse um pão insosso, leite, feijão ou vegetais, achavam o gosto incrível. Muitos misturavam a comida com água para prolongar a refeição, demoravam duas horas para comer ou levavam o prato furtivamente para o quarto para saboreá-lo devagar.

Os voluntários tinham acesso ilimitado a água, café e goma de mascar entre as refeições, e terminaram viciados nesses dois últimos — alguns mascavam quarenta pacotes de chiclete por dia e tomavam cerca de quinze xícaras de café.

Eles eram, na média, homens saudáveis e musculosos no começo, mas ficaram esqueléticos durante aqueles seis meses. Seus batimentos cardíacos diminuíram bastante, e eles sentiam frio o tempo todo — ambos sintomas de metabolismo lento e de um corpo tentando conservar energia. O volume de sangue diminuiu, o coração encolheu e eles desenvolveram edema e retenção de água. Sua pele ficou áspera, eles sentiam tonturas, e relataram falta de coordenação e dores musculares.

O lado bom foi que o branco dos olhos ficou muito branco mesmo, porque todos os vasos sanguíneos encolheram! Portanto, se quiser ter lindos olhos de boneca de porcelana, passe fome. Assim, terá que encarar só os muitos outros problemas horríveis.

A seguir, eles começaram a furtar comida fora do complexo. Lembre-se de que esses homens foram escolhidos *especificamente* porque eram os mais dispostos e propensos a cumprir o experimento. Mas, *mesmo assim*, começaram a tentar burlar as regras do estudo, contrabandeando comida de fora do complexo. De fato, a trapaça virou um problema tão grande que eles eram obrigados a sair com acompanhantes. Três voluntários se retiraram do experimento.

Esses homens também mudaram profundamente em termos psicológicos por causa da dieta restritiva. Algumas semanas após o início do experimento, um deles começou a ter sonhos perturbadores com canibalismo. Depois, burlando as regras, foi à cidade e devorou milkshakes e sundaes. Quando o responsável pelo experimento o confrontou, ele começou a chorar e ameaçou se matar. Foi dispensado e encaminhado a um hospital psiquiátrico, onde, depois de algumas semanas de alimentação normal, sua saúde psicológica voltou completamente ao normal! PENSE NISSO! Para recuperar sua sanidade, esse homem só precisava de mais comida.

Sim, esse homem foi um caso extremo, mas *todos* ficaram ansiosos e deprimidos. Um deles se lembra de ter brigado com um grande amigo no experimento quase todos os dias e de ter que se desculpar com frequência por suas explosões irracionais.

E o mais estranho de tudo é que embora esses homens estivessem extremamente emaciados, não se percebiam como excessivamente magros. Na verdade, achavam que *os outros eram muito gordos*. Estavam sofrendo de dismorfia corporal, que é um fenômeno vivenciado por pessoas com transtornos alimentares, que os leva a enxergar seu corpo com um tamanho ou de forma diferente do real. Supõe-se que os transtornos alimentares podem ser resultado de dismorfia corporal, mas esses homens nem queriam perder peso; estavam vivenciando a dismorfia psicológica corporal *por causa* dos efeitos fisiológicos da fome. Não sei explicar isso, mas é algo revelador.

Pois bem, o que você acha que isso significa para uma cultura obcecada por controlar os alimentos que comemos e a aparência de nosso corpo? Não é um bom presságio. Dietas e restrições atrapalham a química de nosso cérebro. Acabam com nossa saúde mental e dominam nossa mente, até que só conseguimos pensar em comida e peso. Nós merecemos mais que isso, porque *não está funcionando*.

REABILITAÇÃO

O objetivo desse experimento era descobrir como *reabilitar* pessoas em estado de inanição e qual seria a melhor maneira de ajudá-las a se recuperar. Esses dramáticos efeitos físicos e psicológicos nem sequer eram o foco do estudo. A fase de semi-inanição do estudo existiu, na verdade, só para levar os participantes à condição na qual precisariam de reabilitação.

Quando Keys começou a realimentar os participantes, aumentou um pouco a quantidade de comida, acreditando, a princípio, que a realimentação lenta seria o método mais saudável — para alguns, quatrocentas calorias; para outros, oitocentas ou mesmo, 1.600 calorias. O grupo cuja alimentação foi acrescida de quatrocentas e oitocentas calorias não apresentou melhora alguma. Então, receberam shakes de proteína; mesmo assim, não melhoraram. *A única coisa que funcionou foi mais comida*. E muita. Aumentar as calorias acima do que eles comiam antes do experimento teve um efeito positivo imediato.

34 | F*DA-SE A DIETA

No entanto, para muitos participantes, os transtornos emocionais causados pela fome perduraram durante todo o processo de reabilitação, e alguns relataram estar *ainda mais* deprimidos e ansiosos durante a realimentação e reabilitação que durante a restrição. Essa é uma informação importante para nós, porque significa que, hormonal e quimicamente, o caminho da realimentação após a fome e a dieta pode ser muito turbulento.

Apenas doze homens permaneceram mais alguns meses depois do final do experimento para receber o que Keys chamou de "reabilitação irrestrita". Em média, esses homens ingeriam cinco mil calorias por dia, mas às vezes chegavam a 11.500. Frequentemente falavam sobre uma sensação de fome que não conseguiam satisfazer, independentemente de quanto comessem ou de quão fartos estivessem.

Os voluntários relataram efeitos prolongados desse experimento, e muitos deles tinham medos recorrentes de que lhes tirassem a comida de novo. Três deles se tornaram chefs de cozinha — nenhum dos participantes tinha interesse em comida ou culinária antes do experimento.

Muitos disseram que sentiram muita fome e permaneceram obcecados por comida durante meses ou *anos* após esse experimento. E em minhas pesquisas sobre esse estudo, li menções sobre os efeitos terapêuticos de muitos, muitos milkshakes. Essa é a década de 1940 para você!

O QUE ISSO SIGNIFICA PARA QUEM FAZ DIETA RESTRITIVA?

Você está vendo o problema, não é? Está vendo que as dietas convencionais para perda e "manutenção de peso" — que recomendam algo entre 1.200 e duas mil calorias por dia — usam exatamente a quantidade de calorias que aqueles homens ingeriam para induzir respostas biológicas profundas e duradouras de fome e obsessão por comida? Viu como foram extremas as consequências físicas e mentais de uma dieta de 1.600 calorias por dia? Que o corpo e a mente daqueles homens gritavam por comida e, no fim, a única cura foi muita, muita comida, por muito, muito tempo?

O que aqueles homens vivenciaram é quase idêntico ao que as pessoas experimentam ao fazer dieta restritiva e ao tentar tirar o corpo de um estado de crise alimentar. Ao fazer esse tipo de dieta, mesmo que seja por pouco tempo, mesmo que seja um plano de sessenta dias aparentemente razoável que encontrou em uma revista sobre forma física, você está colocando seu corpo em um estado reativo de sobrevivência e de obsessão por comida. Essa obsessão não está aí porque você é preguiçoso ou irresponsável; é uma medida protetora inevitável para mantê-lo vivo.

E aqueles que têm muita dificuldade para manter uma dieta, mesmo que por um dia? Parabéns: isso é uma coisa *boa*! A restrição calórica "bem-sucedida" tem efeitos físicos e mentais imediatos e profundos. Se aqueles homens não estivessem sob rígidos monitoramento e controle, teriam abandonado a "dieta".

Fazer dieta vai contra nossa biologia. Mas a parte mais triste de nossa cultura centrada na dieta é que quando nosso corpo nos obriga a interrompê-la, nós o forçamos a voltar a ela. Para ter uma relação normal com a comida você precisa deliberadamente sair desse ciclo e tirar seu corpo dessa crise e do estado de sobrevivência e voltar a algum tipo de normalidade.

O QUE É UMA ALIMENTAÇÃO NORMAL?

Antes do foda-se a dieta, eu estava tão longe de comer normalmente e tão obcecada por comida e peso que nem sabia como deveria ser o certo. Via as pessoas que não pensavam demais em comida e imaginava: *Elas têm sorte de não serem viciadas em comida.* Eu não percebia que meu "vício em comida" era uma resposta biológica, e que estava ficando pior a cada dieta duvidosa que fazia.

Não sabia que, de certa forma, *devemos ser* obcecados por comida. O alimento é uma parte fundamentalmente importante para que continuemos vivos: quando o corpo percebe que o acesso à comida é escasso, nossa obsessão alimentar aumenta. Felizmente, o inverso também é verdadeiro: uma vez que o corpo sabe que será alimentado, consegue se acalmar. Aleluia.

Veja algumas coisas que você sentirá quando não estiver mais preso no estado de sobrevivência alimentar e passar a "comer normalmente":

- Passará o dia tranquilo e só pensará em comida quando estiver com fome.
- Terá um apetite forte e saudável, por muita comida, mas seu peso continuará estável porque seu metabolismo não estará comprometido pela dieta.
- Comerá o que desejar, mas desejará só o que necessitar. Às vezes salada, às vezes um biscoito, às vezes frutas, às vezes bife etc.
- Conseguirá fazer uma refeição e parar na saciedade e plenitude sem pensar demais.
- Comerá quando estiver distraído, cansado, estressado ou triste e *mesmo assim* parar quando estiver satisfeito.
- Saberá qual comida deseja, quando e quanto, mas não será *tão* importante seguir seus desejos perfeitamente, porque a *vida é curta demais para ficar obcecado por comida.*

Essa lista é só uma amostra do que pode acontecer naturalmente quando você, por fim, sai do estado de fome biológica. Ironicamente, é preciso reaprender uma boa quantidade de coisas antes de comer se tornar fácil. Mas você pode fazer isso. E juro por George (quem quer que seja ele) que vou ajudá-lo a chegar lá, nem que seja a última coisa que eu faça.

O GRANDE MITO DO PESO

Dieta é uma cura que não funciona para uma doença que não existe.

Sara Fishman e Judy Freespirit

Aprendemos que ser gordo e ganhar peso não é saudável. É o que todos, inclusive seu médico, aprenderam. É nosso *sistema de crenças coletivo.* Nem sequer questionamos isso, só *sabemos* que é verdade. Gordura = não saudável. Mas a ciência não fundamenta isso. Existem muitos estudos que mostram que o peso e a saúde não estão tão relacionados como nos ensinaram, e que fazer dieta *não é* a cura.[3]

Lindo Bacon, ph.D. e autor de *Health at Every Size* ["Saúde em todos os tamanhos"] e *Body Respect*[4] ["Respeito ao corpo"], fez pesquisas incríveis sobre esse assunto. Ele é doutor em fisiologia e pós-graduado em psicologia e metabolismo do exercício e, quando concluiu seu doutorado, assumiu o compromisso de não aceitar dinheiro da indústria farmacêutica, alimentícia ou ligada à cultura do corpo. Décadas atrás, ele começou a pesquisar sobre emagrecimento para tentar descobrir como perder peso e mantê-lo depois, mas percebeu que fazer dieta e exercícios para emagrecer sempre saía pela culatra no longo prazo. Após a perda de peso inicial, as pessoas ganhavam tudo de volta (e até mais), quase sem exceção. Às vezes, até engordavam quando ainda seguiam religiosamente a dieta e o programa de exercícios que as ajudara a emagrecer. Ele começou a ver que nossas suposições culturais sobre a simplicidade do emagrecimento estavam totalmente incorretas, de modo que organizou um estudo para examiná-las mais profundamente.

Em *Health at Every Size*, Lindo Bacon desenvolve um estudo com dois grupos de mulheres com Índice de Massa Corporal (IMC) na categoria "obesas"* durante dois anos. O primeiro grupo chamarei de grupo da dieta, que segue um protocolo padrão de perda de peso para obesidade (centrado em uma dieta de baixas calorias e muitos exercícios) altamente regulamentado e liderado por um dos maiores especialistas em obesidade dos Estados Unidos. Tudo é planejado para as participantes, e elas recebem extenso apoio para assegurar que tenham tudo de que precisam para se manter no caminho certo.

O segundo grupo chamarei de intuitivo. As mulheres *não* são instruídas a emagrecer, e sim a aprender a se aceitar como são. Elas começam a comer instintivamente, muitas pela primeira vez depois de anos de dieta. Aprendem a ouvir seus desejos e sinais de fome. São

---

* Falaremos mais sobre esse termo problemático posteriormente.

incentivadas a saborear a comida e comer coisas prazerosas. Recebem permissão para se exercitar do jeito que lhes convém. Fazem exercícios guiados de autoperdão e amor-próprio, e são orientadas a curar a vergonha e a culpa por sua alimentação e seu peso. Essencialmente, aprendem a comer intuitivamente sem constrangimento.

Durante o estudo, um dos colegas de Lindo Bacon demonstrou preocupação acerca da saúde do grupo intuitivo e insistiu em examinar os lipídios do sangue e a pressão arterial das participantes três meses depois de iniciado o estudo — e se os indicadores piorassem, eles o interromperiam. Bacon concordou, e três meses depois fizeram os exames, mas não havia nada de errado, de modo que elas continuaram comendo o que queriam.

Foi isso o que aconteceu ao longo desse estudo de dois anos: no início, o grupo da dieta perdeu muito peso *e* seus indicadores de saúde melhoraram, exatamente como todos imaginávamos que aconteceria. A restrição calórica leva à perda de peso; a perda de peso leva a uma saúde melhor. *Mas*, ao fim dos dois anos, não apenas 41% das participantes que faziam dieta haviam desistido, como também as que permaneceram engordaram tudo — e mais um pouco — de novo. Em conjunto, essas mulheres tinham um peso maior do que quando começaram, embora todas ainda se dedicassem e tentassem manter a dieta. O que é ainda mais interessante é que seus indicadores de saúde e autoestima estavam piores do que os relatados no início do estudo, dois anos antes. Em ambos os grupos, os pesquisadores avaliavam a pressão arterial, colesterol total, LDL, sintomas de depressão e muito mais. E, como você pode imaginar, todas se sentiam mal consigo mesmas, ou seja, toda aquela dieta saiu pela culatra. O grupo da dieta terminou o ciclo de dois anos com *menos saúde* do que quando começou, embora ainda seguisse o programa. Fazer dieta não só as fez engordar, como também prejudicou sua saúde.

E o grupo intuitivo? Aquelas mulheres que se esforçaram para viver com saúde e felicidade do jeito que eram? Depois de dois anos, coletivamente esse grupo não havia emagrecido; no entanto, todos os indicadores de saúde melhoraram (pressão arterial, colesterol total, LDL, sintomas de depressão etc.). Elas aprenderam a viver, a se exercitar e a comer intuitivamente, a se perdoar, e começaram a fazer atividades por puro prazer, e ficaram mais saudáveis *sem emagrecer*, embora seu IMC ainda estivesse na categoria "obesas". Elas conseguiram melhorar a saúde sem emagrecer.

Isso desmascara dois mitos culturais profundamente arraigados: primeiro, mostra que algumas dietas não funcionam por muito tempo. Independentemente de quanto apoio e força de vontade você tenha, mesmo que siga sua dieta à risca, haverá uma reação biológica e metabólica. Acreditamos que as dietas funcionam porque *inicialmente* emagrecemos e, *inicialmente*, nossa saúde melhora. Mas quando deixa de funcionar, presumimos que a culpa é nossa. Não entendemos os efeitos de longo prazo da dieta: a recuperação do peso, como isso é ruim para nossa saúde e metabolismo, e o fato de que entramos em um terrível ciclo de autocensura. Na verdade, o sistema de regulação de peso de nosso corpo é o que está comandando o show o tempo todo.

O segundo mito que podemos derrubar é a ideia de que ser magro é saudável e ser gordo não é. Aqueles dois grupos de mulheres mostraram que não é possível diferenciar a saúde de alguém pelo peso. Não é possível afirmar quais são os hábitos de uma pessoa olhando para ela. Muitas pessoas gordas fazem dieta — como constantemente lhes dizem para fazer —, continuam tentando e não conseguindo emagrecer. Mas *não dá para saber* só de olhar.

O peso também não controla nossa saúde como acreditamos. O movimento *Health at Every Size* nos pede que troquemos nosso objetivo de emagrecer por hábitos saudáveis e positivos. Nossos hábitos determinam a parte da saúde que podemos controlar, e a genética e outras variáveis sociais, emocionais ou ambientais determinam o restante.

Culpar as pessoas pela saúde que temos não é justo nem produtivo, porque a cura *não* é fácil, barata ou descomplicada. Não seria bom se a saúde dependesse simplesmente do quanto comemos e de como nos exercitamos? Mas não é assim. Não existe uma maneira infalível de evitar doenças. Os loucos pela saúde têm câncer e ataques cardíacos o tempo todo. Médicos e cientistas *sempre* discordam sobre a maneira mais saudável de se alimentar.

Claro que queremos ser saudáveis; sem dúvida. O problema não é querer ser saudável, e sim *ignorar* quanto disso não depende de nós. É ignorar que *agora*, neste exato momento, estamos crescendo e morrendo, e que se pudéssemos controlar isso, a italiana magra de 106 anos de idade que fumava, bebia azeite de oliva todos os dias e dizia que "não casar de novo" era o segredo de sua longevidade não seria a centenária — *nós seríamos*. E daríamos o crédito ao kombucha e aos brotos, e teríamos muito, muito orgulho de nós mesmos. Mas não é assim que a vida funciona. E também não é assim que funciona a saúde e a longevidade.

Existem até pesquisas mostrando que pessoas com IMC na faixa de sobrepeso vivem mais que as consideradas com peso "normal", e que até as moderadamente obesas vivem pelo menos tanto quanto as de IMC "normal". Pois sim, é verdade.[5]

Estudos sobre emagrecimento raramente analisam o impacto na saúde e a recuperação do peso *ao longo do tempo*, porque isso é difícil e caro. Geralmente se concentram apenas na perda e melhoria de peso imediatas, de curto prazo e temporárias.

Para aqueles que ainda têm *certeza* de que desistir de fazer alguma dieta significa abrir mão da saúde, seguem algumas dicas úteis.

Um dos maiores indicadores do peso é a genética.[6] Todos nós temos "pontos de ajuste", *faixas* de peso que o corpo tentará manter. Não importa como você come ou se movimenta, há uma faixa de peso dentro da qual seu corpo deseja estar — para algumas pessoas, a faixa é mais alta, para outras, mais baixa. Seu corpo ajustará seu metabolismo para mantê-lo em seu ponto de ajuste.[7] Sabemos que a dieta *aumenta* os pontos de ajuste do peso,[8] o que significa que seu corpo terá um novo normal com um peso *maior* do que antes de começar a fazer dieta. Pois é, sobrevivência.

Exercício é uma das melhores coisas que podemos fazer por nossa saúde — mas *com moderação.*[9] *Não precisa* ser doloroso ou insuportável. De fato, é até melhor quando você faz movimentos alegres e algo que seja gostoso, e não uma tortura. Muito exercício forçado[10] não é bom para o seu corpo nem para a longevidade.[11] Assim como fazer dieta, exercícios não necessariamente mudam o peso no longo prazo.

O status social e os sentimentos de poder pessoal têm mais impacto sobre a sua saúde que seus hábitos nesse aspecto.[12] Autonomia e controle sobre seu dia, seu trabalho, suas atividades, seu dinheiro e sua vida levam a mais contentamento, o que é ótimo para a sua saúde geral. E o estresse agudo decorrente de ser marginalizado, impotente, ou de sentir vergonha e preconceito, são terríveis para a sua saúde,[13] independentemente de seu peso ou *da maneira como você come*. A maneira como você é tratado pelos outros e como trata a si mesmo afeta a sua saúde.

Sentir que você não tem nenhum poder em sua vida pode deixá-lo mais doente que qualquer hábito saudável...[14] e isso é importante. Vivenciar discriminação, ou até mesmo discriminação *percebida*,[15] é terrível para a sua saúde. E experiências traumáticas que estão completamente fora de nosso controle também podem ter grandes impactos em nossa saúde no longo prazo. Por exemplo, sobreviventes dos campos de concentração no Holocausto tinham taxas significativamente mais altas de fibromialgia,[16] mesmo décadas depois. E sobreviventes de abusos na infância correm maior risco de desenvolver doenças autoimunes.[17]

O que tudo isso significa é que andamos nos culpando por nossa saúde e nosso peso, sendo que, na verdade, muitas coisas não dependem de nós. E o que isso também significa é que mudanças sociais, gentileza e o empoderamento de nós mesmos e dos outros acabarão sendo mais úteis e importantes para nossa saúde coletiva que qualquer "guerra contra a obesidade". Existem pessoas gordas saudáveis e não saudáveis, magras saudáveis e não saudáveis. Emagrecer não garante uma boa saúde, principalmente se a perda de peso acontecer de uma forma autopunitiva.

Health at Every Size é revelador e libertador, mas também pode assustar as pessoas. Porque o que muitos ouvem é: "Está dizendo que mesmo que eu aprenda a comer normalmente, ficarei preso neste corpo para sempre?" O que é importante perceber é que *não podemos* controlar nosso peso no longo prazo. Nós tentamos, você já tentou, e se está lendo este livro, é provável que tenha fracassado sistematicamente nas iniciativas de manter o controle — e agora está aqui.

O bom é que quanto mais calmo e alimentado estiver seu corpo, melhor funcionará, e mais saudável e estável serão seu peso e seu apetite. O corpo acaba exatamente onde tem que estar quando você para de tentar controlar o peso. A única coisa que *podemos* controlar é como nos tratamos, além de aprender a nos alimentar normalmente. E quanto mais cedo você aceitar que seu corpo vai lidar com todo esse peso, mais cedo sua saúde e sua vida vão melhorar.

ADIVINHE QUAL SETOR GANHA US$ 60 BILHÕES POR ANO?

Pense em quanto dinheiro você gastou para emagrecer — em todos os livros, planos de emagrecimento e exercícios, barras de proteína e farinha de amêndoa, e dispositivos esquisitos para controle de peso que você comprou. Quanto dinheiro perdeu para o complexo industrial da dieta? E o que ganhou com isso a não ser falta de energia e uma desconfiança cada vez maior de seu apetite aparentemente insaciável?

O complexo industrial da dieta é composto por programas de perda de peso (como Vigilantes do Peso e SlimFast), empresas farmacêuticas e médicas que fazem medicamentos, suplementos ou procedimentos para perda de peso e qualquer outra empresa que venda *beleza* e "saúde". Essas empresas prosperam quando as pessoas acreditam que são viciadas em comida e que emagrecer é a solução para todos os seus problemas. E se beneficiam do fato de que todos nós nos sentimos inseguros, odiamos nosso corpo e acreditamos que estamos a apenas dois quilos de nos tornarmos a mulher ou o homem que *deveríamos ser* e, ao mesmo tempo, a dois quilos de, na outra direção, destruir nossa saúde.

Não importa o que eles queiram que você acredite, são *empresas*, não instituições de caridade. Não se importam com você. Não prometem não lhe fazer mal. E cada uma dessas empresas ganha centenas de milhões porque seus produtos e soluções *não funcionam no longo prazo*. Porque se funcionassem, as pessoas comprariam um livro ou uma assinatura e ficariam "curadas". E assim, as empresas perderiam o fluxo de clientes e a receita.

Pode parecer que a indústria do emagrecimento surgiu em resposta a uma "epidemia de obesidade", mas quando analisamos a linha do tempo, vemos que o oposto é indiscutivelmente mais verdadeiro. A "epidemia de obesidade" só surgiu em meados da década de 1980 — depois que as pessoas já haviam passado décadas usando cigarros como inibidores do apetite, ou anfetaminas, efedra e dexatrim, ou a dieta da toranja na década de 1930 e a da sopa de repolho em 1950. Os Vigilantes do Peso surgiram na década de 1960, e o SlimFast na de 1970. Mas o número de americanos "obesos" só disparou nos anos 1980 e 1990, chegando ao dobro entre os adultos nos Estados Unidos.[18] Todos presumimos que é por causa do tamanho de nossas porções e do estilo de vida sedentário, mas foi nos anos 1980 e 1990 que fazer exercícios se tornou comum, e alimentos com baixo teor de gordura e diet, além de adoçantes, estavam na moda. Nessa época, o baixo teor de carboidratos se tornou popular, mas a "obesidade" continuou aumentando, apesar de todos os regimes. Percebe que isso não faz sentido? Algumas dietas se tornaram cada vez mais difundidas coletivamente *primeiro*, e o peso coletivo só aumentou *depois*, provavelmente por causa de, e em resposta a, certas dietas e em função da má alimentação.

Empresas de beleza, saúde e emagrecimento dizem às mulheres o que é aceitável e atraente desde que o marketing existe. E sempre fomos ingênuas e crédulas. Todas nós queremos ser bonitas, *é óbvio*; afinal, aprendemos que isso é importante para nossa felicidade futura, carreira, vida amorosa, como nosso estilo de vida aparece no Instagram e *blá-blá-blá*. Mas as dietas restritivas e a insatisfação corporal também são, provavelmente, parte da *causa* do aumento dos pontos de ajuste do peso, e não da cura. A dieta está diretamente relacionada ao fato de as pessoas se sentirem cada vez mais descontroladas em relação à comida.

Mas as empresas que vendem o emagrecimento sempre foram vistas como os mocinhos. Elas querem nos ajudar a ficar magros, saudáveis e felizes! Os Vigilantes do Peso estão tentando mudar nossa imagem porque só querem que tenhamos uma vida melhor! Não, eles não estão nem aí para você. Não aceite irrefletidamente o fato de que eles existem para nos salvar de nós mesmos. Eles sempre tiveram um grande interesse em perpetuar nosso profundo preconceito cultural contra o peso e em criar produtos e programas que funcionam só temporariamente, com o intuito de sempre voltarmos a eles.

Uma verdade assustadora é que as empresas que vendem medicamentos e programas de emagrecimento também têm muito poder no âmbito de formulação de políticas e, muitas vezes, financiam os estudos usados pela comunidade médica. Além disso, muitas empresas farmacêuticas que fabricam produtos para emagrecimento patrocinam médicos e iniciativas de saúde pública. Um exemplo é nossa confiança nessa porcaria de IMC.

O IMC não leva em consideração nenhum fator de saúde; não sabe nada sobre sua pressão arterial, seus níveis de glicose, hormônios, metabolismo, força, resistência, densidade óssea, colesterol, imunidade, respiração celular... nada. Literalmente, não passa de uma equação matemática — peso em relação à altura —, e foi publicado pela primeira vez por uma companhia de seguros de vida em 1959 como maneira de explicar seus preços. Ele foi alvo de críticas por parte de cientistas porque a equação na qual era baseado não fora feita para ser usada em diagnósticos individuais.

Mas os médicos e as seguradoras gostaram da simplicidade da equação e, portanto, o IMC foi amplamente usado em 1985 pelo National Institutes of Health. Então, em 1998, a Organização Mundial da Saúde contou com a International Obesity Task Force ["Força-Tarefa Internacional contra a Obesidade"] para criar recomendações atualizadas de IMC. E, na época, os dois maiores financiadores dessa força-tarefa eram empresas farmacêuticas que tinham os únicos medicamentos para emagrecer do mercado. A força-tarefa mudou os limites de IMC por capricho e, da noite para o dia, milhões de estadunidenses passaram de "peso normal" para "acima do peso".[19] *Muito obrigada*, lobistas.

A tabela toda é arbitrária, porque muitos estudos revelaram que IMCs mais altos, na verdade, têm taxas de mortalidade *mais baixas*.[20] Pesquisas mostraram que perda de peso ou exercício excessivo têm sido associados a problemas de saúde, hormônios do estresse mais elevados e aumento de mortalidade.[21] *Ainda assim*, com base em seu IMC, as pessoas ouvem que não são saudáveis, mesmo que sua saúde esteja perfeitamente bem. Simplesmente se presume isso. *Ah, você está acima do peso?* **Só pode** *estar doente, então.*

Podemos facilmente comparar o complexo industrial da dieta (ou Big Diet) ao complexo industrial militar ou a outras "bigs": Big Pharma (laboratórios farmacêuticos), Big Oil (companhias de petróleo) ou Big Tobacco (indústria de cigarros). Todos eles são compostos por empresas poderosas que tendem a se preocupar muito mais com o lucro que com o bem-estar e a segurança de alguém, ou com o futuro do planeta, e que têm recursos para influenciar a opinião pública e políticas que beneficiam seus próprios interesses. Em seu livro *Dispensing with the Truth*, Alicia Mundy chama isso de "Obesidade S.A." e fala sobre o investimento de U$ 1 milhão dos

Vigilantes do Peso e outros grupos na *Shape Up America!* ["Entre em forma, América!"], uma organização que fazia parte de uma estratégia para transformar a obesidade em uma doença (!), para que pudesse ser "tratada" pelas indústrias farmacêutica, dietética e médica. Essa é uma das razões de eu colocar "obesidade" entre aspas — porque foi criada por lobistas.

Nosso viés cultural em relação ao peso é tão profundamente arraigado que nem a comunidade científica está imune a ele. Um viés tem a capacidade de distorcer a maneira como as pessoas interpretam e compartilham dados; isso se chama viés de publicação. Os resultados podem ser marginalizados pelo meio científico, ou, inclusive, pelos próprios pesquisadores, porque não se enquadram no que é considerado verdade na época.[22] A reputação dos cientistas está em jogo quando publicam dados, e se eles descobrem resultados que não se enquadram nas crenças atuais, são excluídos de cargos, financiamentos ou comitês.

E não é só isso, a maioria dos estudos sobre peso e obesidade de que ouvimos falar é financiada por essas empresas farmacêuticas e de emagrecimento. Mesmo aqueles promovidos por médicos e pelo governo são financiados pela Big Diet. E quando os resultados não dizem às empresas o que querem ouvir, elas simplesmente ignoram os estudos.

As empresas farmacêuticas também usam dezenas de milhões de dólares para fazer lobby pela aprovação de drogas anteriormente rejeitadas (porque são perigosas ou simplesmente não funcionam). Essas empresas também deram muito dinheiro a grupos médicos e a profissionais para que incentivassem seus pacientes a usar drogas dietéticas.[23] No Reino Unido, o Fórum Nacional da Obesidade foi parcialmente patrocinado por empresas farmacêuticas que, *por acaso*, fabricavam as mesmas drogas que os médicos estavam sugerindo para combater a "epidemia de obesidade".[24] Esse é um enorme conflito de interesses, mas é um fenômeno consistente com as grandes empresas — e a Big Diet não é exceção.

Basicamente, a Big Diet não está do seu lado. Nunca esteve. E é tão corrupta quanto as empresas de petróleo na década de 1950, que subornavam cientistas para alegar que gasolina com chumbo não era ruim para nós (nunca ouviram falar em envenenamento por chumbo?!), e a indústria de tabaco, com aquelas propagandas de cigarro nos ensinando gentilmente que a maioria dos médicos fumava Camel.

Não estou compartilhando essa informação para deprimir ninguém — quero dar poder a você para que possamos nos libertar do relacionamento doentio que temos com a comida e com nosso corpo. Precisamos começar a ver além das besteiras que nos ensinam, a ser nossos próprios defensores, seja no consultório médico ou quando as pessoas começarem a defender a perda de peso em nome da saúde. Qualquer pessoa que tente curar sua alimentação sem encarar o elefante na sala — nosso próprio estigma de peso *contra nós mesmos* —, não conseguirá encontrar verdadeira liberdade e intuição na relação com a comida. Tudo isso está muito conectado.

UMA PALAVRA CONTROVERSA

Vamos também falar sobre a palavra mais importante e controversa deste livro: *gordo*. Usarei a palavra *gordo* e quero explicar o porquê. Tornou-se uma palavra muito carregada porque acreditamos que ser gordo é uma das piores aflições na vida. Presumimos que usar a palavra *gordo* é automaticamente um insulto, porque as pessoas a usam com esse fim há muito tempo. Nos anos 1800, mesmo antes de as pessoas fazerem suposições sobre a saúde de pessoas gordas, eles eram vistos como "incivilizados", mas também eram considerados *mais saudáveis*[25] (provavelmente porque muitos deles eram mesmo).

Hoje em dia, uma das razões para as pessoas acharem que a palavra gordo continua sendo um preconceito "aceitável" é porque pensamos que o peso é culpa delas — que seu peso *diz algo* sobre quem são como pessoa e que, portanto, podemos julgá-las e atingi-las para que nos sintamos melhor em relação à nossa vidinha miserável.

Espero que não seja necessário dizer que, quer a pessoa controle ou não seu peso, tratar mal um ser humano por causa de sua aparência ou de como percebemos sua saúde é cruel. Isso nunca foi certo e nunca será, com desinformação ou não. Pessoas gordas são submetidas a constante julgamento e escrutínio, são dispensadas por médicos, preteridas em vagas de empregos e motivo de piada. E todos nós esperamos que se conseguirmos batalhar muito, muito mesmo para *não* sermos gordos, poderemos evitar a miséria que impomos a eles. *Nós* poderíamos evitar ser alvo de piadas ou sermos chamados de gordos.

Nossa relação com o peso e nosso profundo medo de engordar é uma das maiores causas das disfunções alimentares. *Neutralizar* a palavra *gordo*, bem como o tipo de corpo real, é um passo essencial para curar sua relação com a comida. Não importa o quanto nós pesamos, nosso medo de engordar está fodendo a nossa vida.

Muitas pessoas gordas já reivindicam essa palavra para si — e ao contrário de palavras como *curvilíneo* e *rechonchudo*, a palavra *gordo* não é um eufemismo. A palavra *gordo* tem permissão para ser neutra. Isso não significa que toda pessoa gorda queira ser chamada de gorda, principalmente porque muitos ainda usam essa palavra como um insulto. Mas há um mundo onde as pessoas se identificam como gordas e tentam tirar o estigma da palavra e do tipo de corpo.

Termos como *obeso* e *sobrepeso* são julgamentos, palavras medicalizadas basicamente criadas pela Big Diet em nome do lucro. Portanto, *a menos* que eu esteja me referindo a estudos que usam o IMC diretamente, também não usarei esses termos e, se o fizer, aparecerão entre aspas.

Contudo, não sou gorda e não posso falar por pessoas gordas. Recomendo que você também ouça o que os gordos têm a dizer sobre suas experiências; mas, por enquanto, usarei a palavra *gordo* neste livro. Parafraseando Hermione Granger, o medo de uma palavra apenas aumenta o medo da própria coisa. Acho que isso se aplica aqui.

SUA DIETA PODE SER UMA SEITA

Já percebeu que as dietas da moda podem se tornar uma espécie de seita? Levei muito tempo para ver o paralelismo porque eu *estava* nessa seita, e os membros nunca acham que fazem parte dela.

Quer você se considere religioso ou não, observar o paralelo entre dietas, religiões e os papéis sociais que elas desempenham pode ser bastante esclarecedor. Para o bem ou para o mal, dependendo de seu ponto de vista, *em geral,* somos agora uma cultura mais secular que antes e, de certa forma, *fazer dieta* está cumprindo um papel semelhante ao que as religiões antes cumpriam. Para muita gente, fazer dieta se tornou sua nova religião, e comida e peso se tornaram sua moralidade.

Olhando pelo lado *positivo,* a religião oferece comunidade, estrutura, ritual e a promessa de espalhar bondade, amor, espiritualidade, cura, aceitação e caridade.

Mas o lado negativo é que, historicamente, as religiões se aproveitaram da vergonha e do dogma, e acenderam nosso "medo do outro" e de pessoas que são diferentes de nós. Começamos a sentir que *conhecemos o único caminho verdadeiro. Nós o descobrimos. Nosso jeito é certo, o jeito DELES é errado. Precisamos converter os pagãos que ainda não viram a luz e mostrar-lhes o erro em sua vida.*

É o tipo de superioridade moral que usamos para tentar nos sentir temporariamente seguros. Através das eras, muitos atos em nome da religião têm sido usados como uma válvula de escape para as partes mais sombrias da humanidade. Queimar bruxas, fazer guerras santas, recusar-se a fazer bolo para pessoas com cuja vida pessoal você não concorda...

Mas por que isso é como fazer dieta? Aparentemente, as dietas oferecem saúde, estrutura, pureza, segurança, nutrição, sustento, às vezes responsabilidade ambiental e — essa é a esperança de todos — uma vida melhor.

Mas as dietas alimentam exatamente o mesmo medo humano que provoca as guerras santas: *eu sei o caminho. Nós sabemos o caminho, e você não. Estamos fazendo certo e você está fazendo errado. Estamos seguindo a maneira moral e correta de viver. Este modo de vida me manterá seguro e no caminho da retidão. Preciso que você ouça a boa palavra do óleo de coco e trilhe o mesmo caminho que eu.*

Eu não como cereais porque sou inteligente, informado e responsável. Eu sei TUDO sobre ácido fítico, e você também deveria saber, porque VOCÊ é gordo e está comendo todas as coisas ERRADAS.

Nós evangelizamos, espalhamos as boas-novas e, de um jeito distorcido, por meio das dietas também buscamos a salvação e a vida eterna.

É nossa maneira de nos convencer de que estamos seguros. Isso nos faz sentir melhor por um momento, porque *pelo menos* estamos nos saindo melhor que *eles*. É o lado sombrio da humanidade disfarçado de uma nova seita.

Sabe de uma coisa? Já fui membro de algumas *seitas dietéticas* (principalmente por meio de fóruns de dieta na internet). Já fui discípula! Espalhei a *palavra*. Bebi probióticos orgânicos. Paguei taxas de adesão (US$ 30 por um pote de manteiga de amêndoa crua germinada). Fui uma otária. Julgava as pessoas. Achei que estava possuída pelo demônio do açúcar refinado e do vício em comida. Eu *passei por isso* e falo com conhecimento de causa.

Sei o que é acreditar, o que é pensar que isso não é, de maneira alguma, uma seita, e que sua dieta é *o caminho certo*. Sei como é seguro seguir um plano, esperar e acreditar de verdade que ele cumprirá todas as suas promessas.

E tudo por causa do medo. Medo do desconhecido, da mortalidade, da imperfeição. Medo de perder o controle. Medo de envelhecer, de não estar seguro — medo dos pecados da carne. Isso é triste, solitário, isolador, mas muito, muito humano.

Parte do grande problema com as indústrias da dieta e beleza (e muitas outras que capitalizam nossas inseguranças) é que elas exploram nossos medos. Querem que acreditemos que não somos bons o bastante do jeito que somos. Fazem-nos acreditar que todos devem ter a mesma aparência; que precisamos que elas nos salvem.

De modo que, se estiver olhando para *mim* (ou mesmo para qualquer outra pessoa), esperando chegar no lugar em que cheguei, quero que você tome consciência desse hábito muito humano — todos nós fazemos isso — mas que não nos ajuda. Tentar ser *outra pessoa* foi o que nos colocou nessa confusão.

Seu melhor eu, provavelmente, é aquele que mais confia em si mesmo, é capaz de relaxar e ser sociável quando tem vontade, e de buscar momentos de tranquilidade quando precisa. Alguém que é capaz de ser espontâneo quando lhe convém, e disposto a ocupar espaço, falar, correr riscos, usar a criatividade, aceitar que as situações sejam confusas e imperfeitas — esse é um ser humano mais feliz em todos os aspectos.

Algumas pessoas hesitam em dizer foda-se à dieta porque não sabem se gostam de quem são. Não sabem se são especiais, interessantes ou atraentes o bastante. Eu entendo, é assustador pensar isso. Graças a muitas mensagens enganosas passadas pela mídia, pelos contos de fadas, pela família, pelos relacionamentos disfuncionais, por outras pessoas inseguras ou pela indústria das dietas, drogas, moda e beleza, talvez seja difícil acreditar que você está bem do jeito que está, que não precisa mudar ou satisfazer ninguém. Mas exploraremos esses conceitos mais à frente.

Quero que você se livre das seitas dietéticas — não estou falando de Deus. Sou uma *grande admiradora* da espiritualidade e de "qualquer palavra que queira usar para designar Deus". Mas cuidado com o dogma. Dá para saber que não está dando certo quando você vivencia muito medo e julgamento, e se sente moralmente superior.

E também digo que quando alguém começa a transformar o foda-se a dieta em uma seita — incluindo o hipotético e tolo eu do futuro —, é quando você se lembra de que é *seu próprio patrão* e que sua intuição é quem manda.

DESVENDANDO AS DIETAS

Pouco antes de minha epifania do foda-se a dieta, eu seguia a dieta paleo e me culpava por comer bananas demais. Era por volta do fim do ano, eu devorava diariamente biscoitos de gengibre paleos e torta paleo feita de abóbora e mel.

Esse foi meu padrão por dez anos. Seguia religiosamente uma dieta por alguns meses (um, dois ou dez), e invariavelmente terminava com fome e pensando em comida. Então, me aproveitava dos alimentos "permitidos", normalmente comendo-os no meio da noite. Ficava furiosa comigo mesma e todas as manhãs tentava recuperar o controle. Até que um dia abandonava a dieta, com o coração partido por não ter me curado, ou curado minha compulsão alimentar, meu vício em comida, e passava para outra dieta.

E lá estava eu *de novo*, engordando *de novo*, porque não conseguia nem me ater a uma dieta paleolítica low-carb razoável, aparentemente como a que nossos ancestrais seguiam. *Recomponha-se, Caroline!* Minha primeira suspeita de que algo devia estar errado, além de meu "vício em comida" autodiagnosticado, surgiu quando comecei a passar em frente ao espelho e ter reações opostas com poucos minutos de intervalo: *Nossa, estou muito magra... estranho. Acho que não ganhei cinco quilos com todos aqueles salgadinhos de farinha de amêndoa e gengibre que comi na cama ontem à noite.*

Alguns minutos depois, me olhava no espelho novamente: *O QUÊ!? Como posso ser tão grande!? Ai, meu Deus! Olha meu rosto!* E então, na manhã seguinte: *Espere, espere, estou magra mesmo. Como pode?* Sentia que estava ficando maluca.

Foi só um mês depois que tive o que chamo de "minha epifania". Ao me olhar no espelho do banheiro, fui atingida por um raio de compreensão. Percebi que minha disfunção alimentar nunca mudaria se eu continuasse naquele ciclo, cultivando a necessidade de ser magra. Em dado momento, ficou claro para mim que a dieta era o tiro que estava metabolicamente saindo pela culatra, mas que minha relação com meu *peso* era a causa principal de meu sofrimento. O que veio depois da epifania foi difícil, mas naquele momento a decisão foi simples. Intuitivamente, acreditava que, se conseguisse me render ao processo, tudo se resolveria — mente, corpo e espírito. Ninguém poderia me prometer que *daria certo*, mas no fundo eu sabia que, se conseguisse ser corajosa e aceitasse um peso maior e alimentasse meu corpo com o que ele necessitava, seria livre.

E DAÍ QUE VOCÊ JÁ TENTOU?

A maioria das pessoas com quem trabalho já tentou curar sua maneira de se alimentar. Já tentou comer intuitivamente ou seguir outra versão do "seja equilibrado" ou "ouça seu corpo". As pessoas começam a dizer foda-se à dieta depois de ficarem tão frustradas que pesquisam no Google "Por que comer intuitivamente não funciona?!" É verdade: essa é a frase de busca número um que leva as pessoas a meu site.

Se você já tentou curar sua alimentação sem fazer dieta e não funcionou, é provável que seja porque ignorou sua relação com seu peso e tentou transformar a alimentação intuitiva em um tipo de dieta. A maioria das pessoas pensa que, se conseguir "comer intuitivamente", se alimentará como um passarinho e se tornará a versão naturalmente magra e feliz de si mesma. Muitos tentam curar sua alimentação sem mudar sua relação com o *peso* também. Nosso grande erro é ignorar que nossas emoções sobre alimentação e nosso peso se relacionam intimamente.

Antes de meu último esforço com a dieta paleo, que me levou a largar as dietas, passei *seis anos* achando que estava "comendo intuitivamente", e que isso era o mesmo que ter um "controle sensato das porções". Acreditava que minha "bem-sucedida" tentativa de comer "como uma francesa" era uma alimentação intuitiva. Mas é tudo a mesma dieta lobo em pele de cordeiro.

Agora percebo que o tempo todo em que acreditava estar comendo intuitivamente, continuava concentrada no peso e com medo da maioria dos alimentos, independentemente de me permitir comê-los ou não. Eu ainda mantive o velho hábito de tentar comer *menos* — o que, por natureza, sempre acabava mal.

VOCÊ É QUEM MANDA (FINALMENTE)

Pense em todas as conquistas que algumas dietas prometem implicitamente: se seguir este plano simples de quatro meses, você se tornará outra pessoa — alguém melhor. Coma só alimentos crus e observe diariamente o sol nascer, e você não só ficará bonito, como também transcenderá este plano terreno. A promessa é que, com muita força de vontade, você alcançará um corpo perfeito e, quando conseguir, poderá, por fim, se orgulhar. Se seguir as regras de outra pessoa, tudo finalmente será perfeito e fácil. E se der uma escorregada e engordar, é bom que se envergonhe.

Obviamente, tudo isso é uma receita para um desastre físico, mental, emocional e existencial.

Dizer foda-se à dieta não promete nada disso. Você provavelmente não terá um corpo perfeito segundo sua velha definição. Mas *terá* um corpo mais calmo e feliz, sem estresse, sem efeito sanfona e sem metabolismo prejudicado. E para chegar lá, você não irá seguir as regras de ninguém: só as suas. Nem mesmo minhas regras, porque *meu objetivo* é levá-lo a um lugar onde você possa confiar em *seus* impulsos e seguir sua intuição e seu apetite sem a pressão absurda de controlar o peso e emagrecer.

Antes de certas dietas, houve um tempo — mesmo que tenha sido na infância e não consiga se lembrar — em que você sabia como comer, e não se avaliava com base em seu peso ou no que comia.

Esta não é mais uma jornada de controle, força de vontade e perfeição. É uma viagem de volta a quem você era antes das dietas, antes de se desviar de si mesmo e seguir por um caminho que o trouxe até aqui, até este livro. Ao longo dessa estrada de dietas você ouvia o que os outros esperavam e queriam, e vivia a saga interminável de tentar desesperadamente obter a aprovação de todos, exceto de si mesmo. Você pode continuar tentando ter o controle, mas continuará vivendo essa história miserável, trágica e exaustiva.

Este livro vai não somente incentivá-lo a desaprender tudo aquilo que o fez deixar de confiar em si mesmo, como você terá que reaprender tudo que lhe permitirá confiar em si mesmo de novo. E isso também significa que sua jornada será única, diferente da de outra pessoa.

É importante dizer que este livro não é uma solução rápida. Quando você diz foda-se à dieta, está basicamente fazendo uma reformulação da vida e do coração. Não é um programa de trinta dias para queima de gordura do tipo "agora você será feliz e linda para sempre". Não é tipo "este novo batom brilhante *e* fosco não sai e você permanecerá bela, atraente e despreocupada durante todo o fim de semana". Provavelmente será bem assustador, porque pedirei que desapegue de muitas coisas que faziam você se sentir seguro e digno. Quero ajudar você a encontrar maneiras de se sentir assim, mas que *transcendam* sua aparência ou que vão além do quão impressionante você faz crer a si mesmo e aos outros que é.

O restante deste livro o ajudará a pacificar sua relação com a comida e o peso: como viver uma vida sem dietas restritivas.

Quatro partes compõem essa jornada quando começamos a pensar "foda-se a dieta", por assim dizer: física, emocional, mental e, depois, a parte final, do crescimento, quando tiver sua vida de volta. Alerta: por se tratar de um livro, tive que escolher uma ordem, mas as etapas não são lineares. Gostaria que fossem, para o bem de todos, porque assim seria mais fácil dizer foda-se às dietas. Talvez ajude planejar a leitura em duas vezes. Na pri-

meira, absorva as coisas diferentes que você pode experimentar; na segunda, trabalhe aos poucos todas as áreas e aplique os exercícios mais profundamente. Mas, como já disse, você é quem manda, faça como achar melhor.

A PARTE FÍSICA

Nessa parte reverteremos a restrição física e seus efeitos biológicos ao comer. Essa é a parte que costuma mudar mais rápido. Não é tão difícil ou complicado tirar o corpo do modo crise. Basta muita comida e descanso. Para sua sorte, sair do modo de inanição biológica também ajudará diretamente em uma boa parte de sua obsessão por comida.

A PARTE EMOCIONAL

A seguir, falaremos sobre nossas emoções e como é importante olharmos para dentro de nosso corpo e sentir o que está aguardando ser sentido. Abordaremos a alimentação emocional, como ela é diferente da compulsão alimentar e como tratá-la sem restrições. Também falaremos sobre outro estado de sobrevivência nessa parte: nosso velho amigo, o modo luta ou fuga, e como está diretamente ligado a velhas emoções não resolvidas. Mostrar-se mais disposto a sentir tudo que evitou e empurrou para baixo do tapete ao longo dos anos ajudará não só em seu relacionamento com a comida, como também em tudo o mais em sua vida.

A PARTE MENTAL

Sabendo ou não, absorvemos muitas regras que não nos servem sobre comer, comida e peso. Essas regras se tornam nossas crenças, que podem afetar tudo que fazemos, pensamos e sentimos. Nossas crenças têm muito poder sobre nós, especialmente quando espreitam nas sombras. Portanto, nessa parte você aprenderá a se tornar consciente de suas crenças e conhecerá ferramentas para diminuir o poder delas sobre si, para que possa começar a ver com nitidez de novo. Oba!

A PARTE DO CRESCIMENTO

Meu objetivo final é torná-lo totalmente intuitivo na relação com os alimentos. Depois de abandonar seu caminho alimentar, é aqui que a diversão acontece. Nessa última parte focaremos mais no descanso profundo, nos cuidados pessoais, nos limites, em descobrir o que você curte e muito mais. É aqui que você descobre quem quer ser, sem a distração da comida e do peso.

═══════

Neste livro também ofereço cinco ferramentas principais que funcionarão como *âncoras* neste tipo de dieta. São todas muito simples e não tomarão muito tempo, mas farão uma enorme diferença. Não se deixe enganar pela simplicidade; elas são fundamentais, e eu espero que você as use por toda a sua vida depois que terminar de ler este livro.

Mas nenhuma dessas curas acontece *pensando* em comer ou em abrir mão do controle sobre a comida — isso só acontece *fazendo*.

Dito isso, vamos lá!

2

E COMO FAÇO ISSO, AFINAL?

A PARTE FÍSICA

Como dizer foda-se à dieta:

1. Pare de restringir.
2. Confie em seu corpo, apetite e desejos.
3. Coma normalmente pelo resto da vida.
4. Aceite a vida em um corpo (provavelmente) não magro.
5. Faça coisas legais, divertidas e curta a vida.

Se adotar essas cinco premissas fosse algo fácil, eu não precisaria escrever o restante deste livro. Mas estamos muito assustados e resistentes a esse processo. Às vezes, passamos *décadas* presumindo que a única maneira de ser feliz e saudável é controlando nossa comida e nosso peso, e aí, essa coisa toda fica muito complicada emocionalmente, e bem rápido. Ficamos presos a padrões antigos e agimos com base em medos antigos; precisamos de muita ajuda para superar tudo isso. Temos muito a desaprender.

Vamos começar com a parte mais concreta desta jornada. É aqui que você cura *fisicamente* seu corpo do estado de restrição e fome. E a maneira de fazer isso é muito simples: se estiver com fome, coma. É isso, *simples* assim. Mas o difícil é que somos muito resistentes a comer tanto quanto nossa fome exija. Às vezes, as atitudes simples são as mais difíceis, especialmente quando temos que reaprender processos e abandonar nosso caminho.

É óbvio que as necessidades alimentares variam entre as pessoas com base no corpo de cada uma e há quanto tempo estão sujeitas a determinadas restrições. Inclusive, pessoas que não acham que se submetem a restrições podem acabar famintas, querendo muito mais comida do que imaginariam. E você não precisa saber quanto é isso, basta seguir seus desejos e sua fome.

O legal dessa fase é que ela é muito simples. Você terá a cura em suas mãos... e a comerá. Precisamos naturalizar nosso relacionamento com a comida não apenas *pensando* sobre ela, como também comendo. Você precisa dar ao seu corpo o que ele necessita: nutrição e descanso de verdade. E se isso parece um conselho maluco e irresponsável, pense bem no que acabei de dizer: acha mesmo que receber ordens do seu corpo para se alimentar, ouvir sua fome e confiar em seu organismo é radical?

Nesta parte física o progresso será tangível e concreto, e você logo experimentará os benefícios de comer e descansar.

» FERRAMENTA 1: PERMITIR-SE COMER

Sim, é assim que começaremos. Permitir-se comer é o princípio fundamental deste livro e da sua vida. Você precisa se permitir todos os alimentos, sempre que estiver com fome, até que seu corpo, sua intuição e seu desejo passem a guiar sua ingestão de alimentos, e não a resposta à fome e à sua mente assustada e faminta.

Eu sei que "coma" parece um contrassenso em relação a tudo que seu instrutor de mindfulness lhe disse, mas eu também sou instrutora e estou afirmando que, se estiver com fome ou desnutrido, você não terá concentração ou paz. Esse é um conceito fundamental em psicologia chamado hierarquia de necessidades de Maslow. Comida e descanso são duas das necessidades mais básicas para a sobrevivência da humanidade, e se elas não forem atendidas, é quase impossível transitar para qualquer outra área da vida.[26]

Você precisa comer muitas vezes ao dia, todos os dias, pelo resto da vida. Se está com fome, significa que precisa comer. Está faminto, mesmo depois de um lanche? Excelente! Isso significa que precisa de outro. Se estiver com fome, coma, não importa quanto já tenha comido. É para isso que serve a fome. É isso que é estar vivo e ser humano.

Além disso, quando digo para comer, não estou me dirigindo só a pessoas obviamente desnutridas ou emaciadas. Refiro-me a *todos* que têm obsessão por comida, independentemente de quanto comam ou pesem. Esta ferramenta se aplica a você independente do tamanho de seu corpo. Sim, é verdade. Isso se aplica *a você*, que se restringe muito ou que come demais. A compulsão alimentar é uma reação natural, uma resposta à fome. Portanto, ter o cuidado de comer para se alimentar é a única solução — sempre.

Comer é se curar tanto biológica quanto psicologicamente — é a *única maneira*. Seu metabolismo é prejudicado pela restrição, e o único jeito de ele se estabilizar é você comer e engordar.

Sempre que comer muito, lembre-se de que seu corpo não está perdendo o controle; ele está fazendo isso de propósito. Coma; é bem simples.

Isenção de responsabilidade: este livro não leva em conta nem se responsabiliza pelas necessidades individuais de cada um em termos de saúde. Por exemplo, se você é diabético, celíaco ou tem alergias alimentares graves, obviamente precisa comer dentro desses parâmetros. E se não se sentir bem, procure ajuda. Recomendo um médico ou nutricionista, bem versados em *Health at Every Size* e em abordagens não dietéticas para a saúde, que possa ajudá-lo com neutralidade em relação a seu peso. Os médicos trabalham para você, e não o contrário. Procure alguém que o ajude a cuidar de sua saúde enquanto aprende a ter uma relação melhor com sua alimentação e seu peso.

O NOBRE PAPEL DO PESO

Já sei o que você está pensando... *Acho que posso tentar fazer isso sem comer muito e sem engordar.* Eu o entendo, mas tire essa ideia da cabeça.

Resistir ao ganho de peso vai mantê-lo empacado — é o que muita gente pensa. Sei que você gostaria que eu dissesse *exatamente* o que vai acontecer com seu peso, mas não posso. Não tenho como prever o futuro. Mas *posso dizer* que, *provavelmente,* será semelhante ao seu peso anterior, porque todos nós temos faixas de pontos de ajuste de peso controladas por nosso hipotálamo. Essa estrutura do cérebro regula nossos hábitos alimentares e de atividade, e a eficiência metabólica do organismo, mantendo o peso com que nosso corpo se sente mais seguro e saudável. Os pontos de ajuste de peso são diversos em qualquer população e não estão sob nosso controle.[27]

Isso não é culpa sua, e não há muito que você possa fazer a não ser se cuidar... e comer. No início desse processo eu engordei, mas não tanto nem tão rapidamente quanto imaginava; a certa altura, simplesmente parei de engordar. Continuei comendo, mas meu peso parou de subir — cheguei ao limite da minha faixa de ponto de ajuste. E como minha alimentação e meu metabolismo continuaram a se normalizar, meu peso diminuiu *levemente*. Assim, cerca de um ano depois, cheguei a um ponto em que não importava o que eu fizesse ou comesse, se me exercitava ou não, meu peso permanecia o mesmo, e continua o mesmo há sete anos, exceto pelas flutuações sazonais e hormonais que acontecem naturalmente. O equilíbrio se restaura sozinho. É revolucionário.

A maioria das pessoas que começa a dizer foda-se às dietas chega ao limite de sua faixa de peso e, por fim, devagar, sem tentar, cai para o meio da faixa e aí se estabiliza. Ou seja, se você ganhou-perdeu-ganhou-perdeu quinze ou quarenta quilos no passado, provavelmente se manterá em uma faixa semelhante. Sei que é difícil aceitar isso, mas o importante é lembrar que *fazer dieta* forçará constantemente seu ponto de ajuste a subir. É o ato de tentar controlar o peso que estimula o corpo a engordar cada vez mais. Portanto, se precisar usar o medo de aumentar seu ponto de ajuste para encorajá-lo a parar de fazer dieta, tudo bem: use-o.

Todas as vezes que ganhamos peso naturalmente — por exemplo, no inverno —, em vez de entrar em pânico e lutar contra isso, é mais seguro simplesmente... deixar para lá. Nossa tendência é presumir que o peso é um sinal de que há algo muito errado e que ele vai aumentar e aumentar, e então, imediatamente, tentamos fazer dieta para emagrecer. Mas o corpo sabe o que está fazendo.

O paradoxo dos paradoxos é que se permitir engordar é a única maneira de interromper esse ciclo. E não me refiro só a se permitir ganhar *a quantidade de quilos que você decidiu ser aceitável*. O que quero dizer é que você deve se render de verdade. *Foda-se*. Escolha ouvir seu corpo. Jogue sua balança pela janela. Jogue todos os seus dispositivos para controle de peso no vaso sanitário (melhor não — use o triturador de lixo). Você vai normalizar seu peso mais rapidamente do que pensa. Quanto mais depressa confiar, mais cedo ele vai se estabilizar.

Isso não é mágica; é biologicamente correto. A faixa de peso do corpo geneticamente determinada é muito pouco afetada pelo estilo de vida — incluindo a dieta, que, como já disse, pode aumentá-la.[28]

Basicamente, o controle total e de longo prazo sobre seu peso é uma ilusão. Os momentos em que você sentiu que tinha o controle foram, na verdade, aqueles em que estava se preparando para chutar tudo para o alto (a compulsão alimentar e a recuperação). É assim que fomos programados, é assim que funcionamos há milhares e milhares de anos, e suas tentativas de ignorar essa biologia serão sempre frustradas.

Engordar não é só uma parte importante da regulação do metabolismo, como também um rito de passagem emocional. Todos nós temos que enfrentar o medo de engordar e aprender a sermos felizes e realizados com o peso que temos — precisamos aprender a nos aceitar assim, deixando de lado o medo do que significa "engordar". Precisamos estar dispostos a vestir um número maior. Precisamos aprender a nos valorizar com qualquer peso. Isso é essencial.

Quero que você imagine que começou a dizer foda-se às dietas e não engordou. Embora isso possa parecer ideal, não é, porque você continuaria vivendo com medo do que aconteceria *se e quando* engordasse (o que inevitavelmente acontecerá quando adoecer, engravidar, entrar na menopausa, quebrar o tornozelo etc. Você não é um robô). Você continuaria vivendo com medo de engordar, do que as pessoas pensariam a seu respeito, de como o tratariam e do que pensaria de si mesmo se engordasse. E toda essa energia inconsciente afetaria sua alimentação e sua maneira de experimentar toda sua vida e seu corpo.

Trabalhei com muitas pessoas que *inicialmente* esperavam que praticar o foda-se a dieta não afetasse seu peso, mas que acabaram descobrindo que o apego a essa esperança interrompia o processo. Mas quando elas, por fim, deram ao peso permissão para ir aonde ele quisesse (inclusive para cima), isso fez toda a diferença e levou a uma sensação muito maior de liberdade. Não só porque enfrentaram o medo e deixaram o apetite se curar *de verdade*, como também porque viram que não era um ganho de peso exponencial: havia um ponto natural onde ele se estabilizava e o apetite se normalizava. Isso também vale para pessoas de todo o espectro, tanto para as naturalmente mais magras quanto para as mais gordas: aceitar o ganho de peso durante esse processo é crucial, possível e faz toda a diferença.

Um de meus alunos me disse:

Nunca pensei que diria isso, mas sou muito grato por ter engordado. Desde que comecei a praticar o foda-se a dieta, engordei e meu corpo mudou. E agora fico pasmo de ver que só me aceitava quando era mais magro (mas não é de se surpreender que, na verdade, eu não me aceitava). Sou muito grato por ter desafiado essa limitação e descoberto que estou bem, não importa o quanto pese. Isso fez toda a diferença para minha felicidade.

Sei que temos medo do que os outros pensam sobre nosso peso, mas pessoas que fazem esse tipo de comentário sobre os outros não se importam *de verdade* sobre o peso alheio. Elas pensam em seu próprio peso. O mais importante é o que você pensa sobre *seu próprio* peso. E, felizmente, isso você pode mudar.

Você precisa aceitar engordar para conseguir curtir e vivenciar toda a liberdade emocional que a prática do foda-se a dieta proporciona. Não há duas maneiras de fazer isso, e se ainda não consegue aceitar seu corpo, pelo menos aceite que terá que aceitá-lo — já é um bom começo.

Neste livro, apresentarei algumas sugestões de lembretes e atividades para ajudá-lo a tirar esses conceitos das páginas e inseri-los em sua vida. Não pense muito nisso, permita que redigir esses lembretes seja um hábito casual.

PENSANDO NA NEUTRALIDADE DO PESO

Faça uma lista de pelo menos cinco razões pelas quais seu peso pode não ser importante. Por exemplo: "Minha tia sempre foi gorda, e ela é a favorita de todos e uma pintora famosa." "Minha saúde estava melhor antes de eu começar a fazer dieta." "Meu peso não foi questionado no exame da Ordem dos Advogados, de modo que ele não deve afetar meu desempenho profissional." "O relacionamento mais feliz que tive na vida foi quando eu estava mais gordo." Isso são apenas exemplos; minha tia não é uma pintora famosa.

Pegue os exemplos da sua vida ou deste livro e tente ir além de cinco, se puder.

VOCÊ NÃO É UM CARRO

Você não é um robô. Seu sistema de abastecimento *não é* como o de uma máquina. Você é bem mais complexo e, evolutivamente, seu metabolismo está programado para desacelerar quando não estiver consumindo fontes de energia o suficiente. Isso significa que os cálculos de calorias se tornam totalmente discutíveis e inúteis quando entendemos que nosso metabolismo se ajusta para *propositalmente* manter o peso quando sente restrição.

Seu corpo está tentando conservar energia e também fazer você comer. Portanto, qualquer tipo de restrição fará com que você fique obcecado por comida, sinta mais fome, mais cansaço e engorde mais rapidamente — tudo para salvar sua vida. Esses sintomas costumam ser sinais de um metabolismo lento.

Mesmo você *não sendo um carro*, usarei essa metáfora: imagine que comer é como pisar fundo no "acelerador metabólico"; subir o giro do motor. Quando você come, permite e *estimula* o metabolismo a acelerar para digerir e processar os alimentos ingeridos. Quanto mais você come, mais estimula o funcionamento de seu metabolismo. E quanto menos come, mais ele desacelera para conservar e salvar sua vida.

Comer e descansar é o que o corpo pede, e permitir-se isso ensina a ele que não há mais restrições. Isso permite que o corpo engorde só no caso de outra época de fome/dieta e lhe mostra que é seguro voltar ao metabolismo normal e lentamente sair do modo de conservação.

Quando você se alimenta de novo depois de um período de fome, seu peso acaba se estabilizando em uma faixa certa para seu corpo, seu apetite se normaliza e fica mais fácil de saciar. Você também terá mais energia, mais vontade de dar uma volta, de mexer o corpo, não por estresse ou por medo de estar ficando flácido, e sim porque simplesmente *quer* se mexer.

Muitas pessoas que fazem dieta sentem fadiga crônica, e não fazem ideia de que isso se deve às *tentativas* de alimentação saudável. Uma de minhas alunas, Diana, disse:

ODIAVA fazer exercícios. É muito chato. Procurei vários especialistas durante anos para descobrir o motivo de estar sempre tão cansada e com pouca energia. Ninguém sabia. No fim, eu só precisava comer — e muito!

Outra razão para os cálculos de calorias serem discutíveis é que corpos diferentes ingerem e extraem quantidades diferentes de calorias, dependendo da saúde da digestão. Quanto mais saudável for sua digestão, melhor você utilizará as calorias que ingeriu. Quanto *pior* for a digestão, *menos* calorias você conseguirá assimilar. Para um cérebro concentrado em dieta, ter menos calorias para digerir pode parecer uma coisa boa, mas *não é*. Uma digestão pior com menos calorias absorvidas não é o que sua saúde precisa, porque "menos calorias" não é melhor. A afirmação mais importante que devo lembrar a uma pessoa preocupada em saber se seu metabolismo está curado ou não é que isso não importa: comer é a solução. Comer e descansar mantém um metabolismo saudável, livre de estresse e repressão. Se estiver com fome, coma. É saudável ter fome. Os alimentos vão sustentar e reparar todos os seus órgãos e músculos.

Se você está saindo de um período de restrição e supressão metabólica, comer é a única coisa que permitirá que seu metabolismo volte a funcionar com uma velocidade normal e saudável.

A LÓGICA DA FOME

Se tivesse passado por um período de fome, quanto tempo acha que demoraria para você se recuperar? Alguns meses? Um ano? Quanto lhe parece certo com base no tempo que passou sob restrição? E quando saberia que o equilíbrio voltou ao normal?

NOSSO MEDO DA FOME

Você come preventivamente para ter certeza de não ficar com fome? Tem medo de sentir o anseio porque sabe que o resultado pode ser uma farra gastronômica? Acha que não merece comer se não estiver faminto? Entra em pânico quando ainda está com fome depois de acabar de jantar? Ou se desespera ao se sentir satisfeito depois de almoçar? Você se empanturra, ansioso, quando está com fome porque teme que, se não comer tudo naquele momento, nunca mais conseguirá comer de novo? Essas são formas que nossos medos e hábitos encontram para sabotar uma alimentação normal.

Quando entrei na NYU, eu era vegana (alimentos que não são de origem animal) e crudívora (ou seja, só ingeria alimentos crus). Também havia feito um excelente curso de teatro musical, o que agravara minha obsessão com o peso. À minha identidade como atriz se sobrepôs a de vegana crudívora obsessiva e neurótica que gastava quantias exorbitantes com comida vegana desidratada crua e sobremesas feitas com creme de castanha-de-caju.

Gastava minha hora de almoço no percurso (40 minutos) entre o curso e uma loja de alimentos saudáveis, veganos e crudívoros, e os vinte minutos restantes engolindo uma salada impossível de digerir e uma sobremesa esquisita, de castanhas germinadas, antes de voltar para a aula de teatro.

Eu passava a tarde toda estufada por causa da couve e do repolho e sua recusa em se deixar digerir, envergonhada por minha pele horrível. *Por que a dieta vegana crua não está me fazendo* BRILHAR *como disseram que faria?!*

Impus a meu corpo dietas intensas e insanas em nome da saúde, mas o veganismo crudívoro foi a pior de todas. Naquele Natal, levei um mamão para a ceia... e foi só o que comi. Quando parentes e amigos me perguntavam por quanto tempo pretendia comer daquele jeito, respondia sinceramente: "Para sempre." Não estava indo muito bem, mas eu tinha que insistir, convencer-me de que estava tudo ok. E também tinha certeza de que era só uma questão de tempo, que logo tudo teria valido a pena e eu me curaria.

Um mês depois, durante uma aula de balé, eu disse que estava passando mal — na verdade, era o efeito de uma desintoxicação com sucos. E como eu já era vegana crudívora, era como um detox *dentro* de um detox. Consumia sucos sem açúcar, como o de pepino com couve (que custava US$ 12), durante alguns dias. Eu estava congelando, fraca, tive que ficar sentada encostada ao espelho vendo todos os outros fazendo *pliés*. Não me sentia culpada porque tinha certeza de que, em poucos dias, teria me desintoxicado de *todos os meus problemas de saúde*.

Nunca recebi oficialmente um diagnóstico de transtorno alimentar. Nunca fui magra a ponto de preocupar as pessoas e conseguia esconder isso de *mim mesma* sob o pretexto de ser apenas uma "louca por saúde". Isso não significa que minha alimentação não era disfuncional. Mas segundo nossos parâmetros culturais de transtorno alimentar, eu *não me encaixava* muito bem. Qual é o termo médico para "só penso em comida, dieta, peso e toxinas"?

Graças à biologia, meu corpo tentava compensar as calorias perdidas nos dias posteriores ao detox — que é exatamente o que os gurus dessas práticas dizem para *não fazer*. Dizem coisas como: "Coma só laranja durante alguns dias depois do detox." Como é que é? Para mim, assim como para a maioria das pessoas, não há a menor possibilidade de evitar comer compulsivamente. A resposta biológica do corpo à fome é empanturrar-se. E se você tentar lutar contra isso e vencer a compulsão? Isso é o que chamamos de anorexia, ou um transtorno alimentar restritivo bem ativo, porque nos permite ignorar nossa biologia. Mas também é por isso que eu nunca pensei que tivesse um *transtorno alimentar*. Afinal, eu não conseguia *parar de comer*.

Em termos hormonais, nosso corpo está programado para ter medo da fome. Os níveis de grelina, hormônio da fome, aumentam sempre que não comemos o suficiente, o que nos deixa com mais fome *e* desacelera nosso metabolismo para conservar energia até que comamos o bastante. Nosso corpo tenta nos proteger contra comer menos e morrer; ele quer que pensemos em comer o máximo que pudermos. *Ele precisa* que evitemos longos períodos de fome. É assim que uma espécie sobrevive — priorizando a alimentação e a saciedade.

A fome começa a parecer uma inimiga. Não é à toa que livros e gurus de dietas nos convencem que ela é um problema que precisamos erradicar. *Sente fome o tempo todo? É porque você está comendo os alimentos errados! Coma os alimentos de minha dieta científica e, literalmente, nunca mais sentirá fome!*

E assim, não só associamos a fome a um desconforto biológico e pânico, como também a uma compulsão alimentar e à sensação de fracasso.

Vamos recordar que pessoas que não sentem fome, em geral, estão muito doentes. Falta de fome *não é* um bom sinal. Significa que há algo errado e que talvez esse indivíduo esteja morrendo. Mesmo assim, nem sei quantas dietas já li e segui que prometiam acabar com o apetite e a fome. A mensagem sempre era "Sua *fome* está sabotando suas tentativas de ter uma boa saúde e beleza." Isso cria uma grande desconexão entre você e seu corpo. Afinal, se não pode confiar nos sinais de seu corpo, vai *confiar* em quê?

Se o objetivo é não ter apetite, podemos muito bem cheirar cocaína, assim nunca teremos fome nem ficaremos cansados. E um pouco de heroína também, para não ter que sentir absolutamente nada. Dane-se o ser humano. O legal é fazer dietas e ingerir drogas, entorpecer todas as nossas funções corporais humanas normais e saudáveis. *Meu Deus, o que estamos fazendo?!*

Sair do modo fome é o mais próximo de ficar "sem fome" a que se deve chegar. Basicamente, isso leva seu corpo a um estado em que ele não tem *medo* de não conseguir comer. Você ainda vai sentir fome, mas não será nada tão épico nem fora de controle. Agora sei que, quando sinto fome, tenho a liberdade e a obrigação de comer quanto quiser e precisar.

Se você tem medo da fome, pode se curar com uma alimentação abundante e consistente. Que surpresa!

Quanto mais comida esperada, permitida, consistente e sem regras, mais seu corpo e sua mente se permitirão se acalmar. Quanto mais se permitir comer de forma consistente, mais você aprenderá que a fome é só uma parte completamente normal e remediável do dia.

Quando você está com fome, pode e deve comer. Também pode ficar satisfeito. E se acabar de comer e ainda estiver com fome, é porque não comeu o bastante. É simples assim. E está tudo bem se empanturrar por causa de medos anteriores de não poder comer. Tudo é aprendizado. Sei que parece fácil demais para ser verdade, mas sua compulsão de comer mais do que quer é um sintoma das velhas regras e antigos medos de que não haja comida suficiente ou de que outra dieta se aproxima. Portanto, garanta que não haverá outro regime alimentar. A fome não é um defeito seu. O objetivo não é erradicar a fome. O objetivo é ser amigo dela.

Depois de anos acreditando que a fome era minha verdadeira inimiga mortal, agora sou uma grande amiga dela. Se bem que, de certa forma, ela *é* um inimigo mortal. Na verdade, vai nos matar se a ignorarmos. Portanto, pare de ignorá-la.

SUA RELAÇÃO COM A FOME

Qual é minha relação com a fome? O que penso, temo, desejo, julgo sobre a fome? Qual é minha crença sobre ela? Como tento manipulá-la? Escreva tudo que surgir em sua cabeça.

O PÊNDULO DA DIETA

Para cada ação há uma reação igual e oposta. Isso é *ciência*. E é exatamente assim que dietas e suas consequências funcionam. O pêndulo precisa oscilar: você terá fome de muita comida. Não há como ir direto da restrição a uma alimentação absolutamente normal e desencanada; é impossível. Não só seu cérebro não consegue fazer essa mudança depressa, como também seu corpo precisa de "excesso" de comida para se curar, reparar o processo, se normalizar.

É quase certo que você vai ficar com muita fome por um tempo. Provavelmente vai querer e precisar de mais comida do que jamais imaginou ser aceitável ou saudável. E terá que ficar em paz com isso.

Você achará que comeu mais que o suficiente e ficará chocado e furioso por estar com fome *de novo*. Mesmo estando farto, não terá certeza de que está mesmo satisfeito. Isso o assustará, mas é normal. E *vai passar*. O pêndulo oscilará de volta ao lugar naturalmente.

Serei bem direta: o objetivo de dizer foda-se à dieta não é curar seu apetite para que você pare de querer comida. Vou repetir: o objetivo não é não sentir fome. Comida deliciosa *pode* fazer parte de todos os seus dias pelo restante de sua vida.

Mas lembre-se de que permitir a oscilação do pêndulo entre a fome e os desejos permitirá que você chegue ao ponto de não precisar pensar demais em comida. Aceite a oscilação do pêndulo. Quanto mais resistir, mais infeliz será e mais estagnado ficará o processo. Se resistir à sua fome e seus desejos em vez de deixar o processo seguir seu curso, ficará empacado, bloqueado. Resistir à fome não é a solução. Aceitá-la, *sim*.

O medo que temos de aceitar e permitir nossa fome é mais ou menos assim: *Se eu ceder à minha fome, ela assumirá o controle de minha vida e isso nunca terá fim; eu comerei o mundo inteiro e explodirei, e as pessoas vão revirar os olhos no meu enterro.* Você não vai engolir o mundo inteiro; não vai comer até explodir porque não é um poço sem fundo.

E não é a única pessoa para quem isso não vai funcionar. Não importa se você foi viciado em comida a vida toda; o motivo disso é a restrição. E a cura é a total eliminação da restrição.

COMA QUANDO ESTIVER COM FOME

Outra frase entre as mais pesquisadas que leva as pessoas a meu site é: "Estou morrendo de fome, o que faço?" Hummm... o que você acha? É uma *loucura* o fato de todo mundo estar se perguntando como se livrar da fome em vez de simplesmente comer. Muita gente anda tão *confusa* que agora acha que a fome é um problema horrível que precisa ser curado com qualquer coisa, menos com comida. Mas a solução não é enganar seu cérebro comendo em um prato menor, encher-se de água ou cafeína ou experimentar o mais recente fitoterápico supressor do apetite. *Coma*. A solução é: *coma*.

As dietas restritivas nos ensinam a nos proteger contra a fome, mas estou lhe dizendo o oposto, a verdade óbvia: você pode e sempre deve comer quando estiver com fome. Além de ser bom senso biológico, você precisa provar a si mesmo — por muito tempo — que atenderá ao importante chamado biológico da fome. Não dá para esperar que seu corpo e seus nervos se acalmem se não se alimentar adequadamente durante um tempo.

Se estiver com fome e quiser comer, coma, mesmo que ache que já comeu demais. É muito simples mesmo. Isso significa que no INSTANTE em que ficar com fome, você *tem* que comer? Não. Você não *tem* que fazer nada. Mas, no início, precisará provar a si mesmo que está disposto a se alimentar a qualquer custo. No futuro, você *saberá e confiará* que se alimentará; portanto, esperar até que seja mais conveniente comer não será um problema.

A fome não é um sinal de que há algo errado, e sim de que precisamos de comida. Relato de um leitor: "Uma colega acabou de me dizer: 'Já bebi dois litros de água, *por que* ainda estou com fome?' Eu disse que ela precisava comer e ela me olhou como se eu tivesse duas cabeças. E, para piorar, somos profissionais da saúde."

Existe uma confusão generalizada envolvendo fome e saúde. Pensar na fome como um problema é tóxico para a relação que temos com os alimentos e o nosso corpo. Portanto, se você tem crenças persistentes sobre os horários do dia em que deve ou não comer, regras sobre comer bem no café da manhã, esperar para comer ao se levantar ou aguardar algumas horas entre comer e ir para a cama, pode se livrar delas. Quero que você seja muito ciente dessas crenças e de quaisquer outras sobre quando e como comer.

Enquanto colocava o foda-se a dieta em prática, passei os primeiros três anos comendo *muito* na cama, todas as noites, no meio da madrugada. Com a vida que eu levava, não sabia como mudar meu ritmo circadiano para sentir fome mais cedo — se é que esse era mesmo o problema. Portanto, simplesmente me rendi e confiei. Comia muito quando estava com fome, o que por acaso era no meio da noite. E veja como fiquei incrível (incrível mesmo). Depois de alguns anos, tudo mudou; não preciso mais comer muito à noite e às vezes nem sinto fome. Mas demorou muito tempo e demandou muita confiança para que as coisas mudassem sozinhas.

Não estou dizendo que você deve fazer o que eu fiz; estou só tentando mostrar que é possível ir contra o que todos lhe dizem para não fazer, e isso pode ajudar a melhorar sua vida mil vezes mais. As regras dos outros não significam nada.

Quero eliminar *todo tipo* de culpa, estresse e obsessão por comida, porque isso é — e sempre será — inútil e sem sentido, e só resultará em uma alimentação reacionária. Você vem tentando controlar sua fome natural há anos, e chegou a hora de se alimentar.

Os gurus da alimentação intuitiva e consciente insistem para você comer *apenas* quando estiver com fome. E embora eu concorde que é quase sempre mais *agradável* comer quando se está com fome, "Coma apenas quando estiver com fome" *não* é uma regra quando praticamos o foda-se a dieta.

Sabe o que acontece quando você acha que não tem permissão para comer quando não está com fome? Começa a pensar demais na fome e se tem "permissão" ou não para comer. Isso gera confusão, estresse, negação e... faz você comer quando não está com fome. O Grande Paradoxo. Assim, você se sentirá *culpado* porque não foi "autorizado" a comer, e entrará no ciclo vicioso de novo.

Comer quando não se está com fome não é um crime, nem sequer um problema. E para quem come de forma natural e se sente neutro e desencanado em relação à comida, comer sem fome vai acontecer. Seu colega de trabalho fez cookies e lhe oferece um depois do almoço. Está com fome? Não. Vai comer um mesmo assim? Sim! Tudo bem, *não é nada de mais.*

Comer bolo de aniversário ou outra sobremesa especial, experimentar a comida de alguém depois de terminar a sua, comer mais que o necessário ou beliscar algo só porque sabe que só vai jantar bem tarde são formas *normais* de comer. E são momentos em que você não está necessariamente com fome.

Nosso objetivo ao dizer foda-se à dieta — ao contrário das *dietas diet* — é neutralizar todas as situações alimentares que antes o oprimiam. Quando a comida deixa de ser um problema (e a possibilidade de você "pisar na bola" é menor), você pensa menos e deixa o ciclo da alimentação reacionária. Quando nos alimentamos e a comida é neutra, comer quando não estamos com fome não é tão bom assim. É meio chato e desagradável. E quanto mais isso for permitido, menos emocionante será.

A verdade é que você *não vai desejar* comer depois que já estiver satisfeito quando sua relação com a comida for mais neutra. Mas, repito, na verdadeira alimentação intuitiva não se avalia a fome em uma escala. Alimentação intuitiva é comer impulsiva e instintivamente quando se está com fome, e parar com facilidade quando se está saciado. Isso não se força; você precisa deixar que esse processo de confiança e intuição aconteça naturalmente, *comendo*. Mas enquanto isso não ocorre naturalmente, você precisa ficar tranquilo se comer quando *não* estiver com fome.

Pessoas me dizem: "Mas meu problema é que, mesmo sem fome, eu como *o tempo todo*." Para quem acha que esse é seu maior problema, comer quando não está com fome é uma resposta nervosa a *alguma questão*. Na maioria das vezes, é uma resposta nervosa à restrição ou ao temor de uma dieta iminente. É medo de que você não tenha acesso à comida que queira, ou de não se permitir comer as coisas que deseja ou de que precisa. Essa resposta pode surgir ante o medo inconsciente de que você acabe com muita fome em algum momento; portanto, pode muito bem devorar tudo agora, enquanto ainda nem está com fome.

Então, o que é preciso fazer antes de mais nada? PERMITIR-SE TODOS OS ALIMENTOS. O TEMPO TODO. MESMO QUANDO NÃO ESTIVER COM FOME.

Sim, eu sei, parece loucura. Mas não ligo, é a única coisa que funciona. É a única maneira de se relacionar normalmente com a comida e desencanar.

Já sei o que está pensando: MAS E A ALIMENTAÇÃO EMOCIONAL?! Sim, os humanos podem comer compulsivamente para evitar sentir muitas outras coisas, mas não se preocupe, falaremos disso na parte emocional deste livro. Mas lembre-se, você não pode evitar ou curar a "alimentação emocional" tentando controlá-la — isso é restrição. Precisa lidar com a fonte da dor, não com o sintoma, e é o que faremos. Repito, falaremos muito sobre sentimentos e emoções em breve, prometo! Já está chegando a hora! Mas tentar parar de comer, inclusive de comer "emocionalmente", vai jogá-lo de volta ao ciclo restritivo. Restringir não vai ajudar na alimentação emocional, nunca. Primeiro *é preciso* livrar-se das restrições.

O medo da restrição pode provocar alimentação compulsiva e emocional. Enquanto ainda existir o temor de que o alimento lhe seja negado, você comerá compulsivamente. Não importa quantas emoções sinta e processe, não importa quão consciente seja. É impossível isolar ou evitar as outras causas da compulsão alimentar quando se come por causa de um medo biológico e emocional inconsciente de que haverá outra dieta. A solução é provar ao seu corpo e mente que NÃO haverá mais fome nem nenhum tipo de dieta restritiva. E a maneira de fazer isso é comendo.

Eu sei, eu sei, o outro grande medo é que você se treine para comer quando não estiver com fome e depois *continue* comendo sem fome até morrer na cama com mais de quinhentos quilos. Mas a coisa não funciona assim. O que você fez foi se treinar para comer quando não estiver com fome *por causa* de seu medo inconsciente de que não terá fácil acesso à comida. Acidentalmente você já se treinou para viver um inferno disfuncional constante na relação com a comida. E comer é a solução.

Uma de minhas alunas, Janet, me escreveu dizendo:

Semana passada, senti uma neutralidade em relação à comida que nunca havia experimentado antes. Meus amigos queriam tomar sorvete depois que comemos tacos. Eu já estava farta e não queria sorvete. Mas tomei um do mesmo jeito, mesmo sem fome. E aí, fiz algo que não sabia ser possível: joguei fora antes de terminar. Não queria mais. Sem estresse, sem pensar demais, sem culpa. Simplesmente neutra. Nossa, em quem me transformei?!

Outra aluna, Lupita, contou-me que recentemente viveu uma experiência quando foi jantar em um restaurante que frequentava e ficou feliz e satisfeita com seu prato. Ela parou de comer naturalmente, o que já foi uma grande mudança, mas estava definitivamente satisfeita e não queria mais. A seguir, o restaurante lhe ofereceu uma sobremesa grátis por ser cliente habitual:

Antes eu teria surtado. Ou não comeria e me sentiria mal-educada, ou comeria e ficaria péssima comigo mesma. Mas, dessa vez, meu marido

80 | F*DA-SE A DIETA

e eu, ambos satisfeitos, comemos o máximo que conseguimos. Eu estava empanturrada, mas pela primeira vez entendi que não havia problema. Não senti medo nem culpa. Foi uma mudança incrível.

EXERCÍCIO PARA COMER QUANDO NÃO ESTIVER COM FOME

Esta semana, coma quando não estiver com fome, de propósito, pelo menos uma vez por dia. Não interessa quanto; não interessa onde, quando, por que ou como. Basta comer quando não estiver com fome para ver como é.

Coma quando não estiver com fome e parabenize a si mesmo por neutralizar a comida. É só comida.

Sei que parece um exercício irresponsável, mas se fizer isso, você vai perceber que comer quando não está com fome não é nada de mais. Quando você se permite comer sem fome, perde a graça.

A ARMADILHA DA ALIMENTAÇÃO CONSCIENTE

"Alimentação consciente" tradicional significa prestar atenção e comer beeeeem devagar, consciente e em sintonia com seu corpo. Em geral, o foco é a *lentidão*, para ter consciência da sensação de comer, sentir fome e saciar-se.

Pensando bem, comer intuitivamente não *precisa* ser um processo lento. Só precisa ser instintivo, mas, em geral, isso se ensina por meio de uma alimentação *lenta e consciente*. E por causa disso, os termos "alimentação consciente" e "alimentação intuitiva" costumam ser usados como equivalentes.

A prática do foda-se a dieta recomenda exatamente isso: dizer foda-se. De verdade. Isso me ajudou enquanto a alimentação intuitiva e consciente me manteve paralisada durante seis anos — ela é *facilmente* adotada por comedores disfuncionais como mais uma maneira de tentar obsessivamente restringir o que estão comendo e controlar o tamanho do corpo. *Se eu mastigar tudo bem devagar, de forma consciente e intuitiva, comerei do jeito perfeito e tudo será maravilhoso e serei linda, amada e aprovada para sempre e talvez eu até me case com um príncipe e serei magra como Kate Middleton. Quem sabe? Quem. Sabe?*

Não se preocupe em comer devagar, de forma consciente ou intuitiva. Tenho visto repetidamente que dizer *foda-se* é a maneira mais fácil e autêntica de chegar à verdadeira intuição com a comida. Não há nada inerentemente errado em comer devagar (ou na Kate Middleton), ou em prestar atenção em como fica seu corpo quando você come. A alimentação consciente e a intuitiva são ótimas em teoria, mas quando você dá às pessoas que ainda querem ser magras, mais do que qualquer outra coisa, a tarefa de comer com atenção... simplesmente não funciona. Só vai adicionar mais uma regra e o tiro sairá pela culatra: vai virar só mais uma dieta sorrateira contra a qual se rebelar.

Às vezes, ensinam a alimentação consciente "classificando" nossa fome em uma escala de 1 a 10, mas eu propositalmente não a ensino nem recomendo. Você não precisa de uma escala para saber se está com fome ou não. O objetivo de dizer foda-se às dietas é fazer com que você coma normalmente, respeitando aquilo que deseja comer. Você tem permissão para seguir desejos e até impulsos. Não precisa pensar demais nisso. Também é encorajador se permitir estar farto, alimentado, engordar um pouco e deixar que o processo biológico aconteça sem muito controle ou análise. Tentar comer devagar e perfeitamente é a receita para dar tudo errado: você vai ficar obcecado por isso, pensando em excesso e com hábitos estranhos — além de, certamente, compulsão alimentar.

Na verdade, durante *anos* achei que estava comendo intuitivamente, antes de perceber que ainda estava obcecada pelo meu peso, o tempo todo. O que eu pensava ser "alimentação intuitiva" era apenas outro tipo de dieta. Uma das versões dela eu devo ao livro *Mulheres francesas não engordam*. Fiquei muito animada para aprender a comer de um jeito elegante e chique e finalmente me tornar bonita e magra.

Eu comia tudo muito, muito devagar. *Estranhamente* devagar. Tomava muito iogurte bem devagar. Eu me deixava morrer de fome entre as refeições. Ainda tinha medo do açúcar. Bebia *muito* café. Bebia *muito* vinho. E chorava muito.

Também usava *muitas* echarpes, mas isso não vem ao caso. A questão é que eu achava que estava comendo o que queria e fazendo tudo "intuitivamente", mas ainda julgava e controlava a quantidade. O livro *Mulheres francesas não engordam* também nos incentiva a comer apenas metade de uma banana, porque, aparentemente, as bananas cresceram exponencialmente ao longo dos anos, e uma inteira *é demais*. Absurdo.

Saía com meus amigos para tomar sorvete, escolhia um potinho pequeno e morria de medo de comer mais que algumas colheradas. *Espere aí, não sei se uma francesa comeria tudo isso! Acho que estou só no nível 5 na escala de fome...* Ah, sim, muito intuitiva...

Voltava a fazer dietas mais rígidas entre minhas crises de alimentação pseudointuitiva. E sabe por quê? Porque às vezes eu ainda comia demais. Ainda "saía dos trilhos". Enlouquecia e comia uma banana inteira. E depois, uma caixa de cereais e um pote de manteiga de amendoim. Deixava brotar uma revolta contra minha alimentação francesa intuitiva perfeita *porque ainda havia algo contra o que me rebelar*. Ainda havia uma maneira de fazer tudo errado; ainda vivia para ser magra. Tudo que fazia era na esperança de ser magra. *Mesmo quando achava* que estava aprendendo a comer intuitivamente, meu objetivo era emagrecer; portanto, a maneira como comia era sempre segundo aquela regra tácita de tentar *comer a menor quantidade possível*.

O que mudou tudo para mim foi a percepção de que minha obsessão com a magreza estava atrapalhando minha alimentação. Não devemos viver a vida com medo da comida e do peso. Somos malditos adultos que precisam de mais que um ovo cozido no café da manhã e uma salada e Coca Diet no almoço.

Chega de raciocínio lento. Essas regras vão controlá-lo. Você nunca será verdadeiramente atento ou intuitivo se atuar sob regras alimentares disfuncionais. Você precisa começar a comer o que quiser em qualquer quantidade, sem se preocupar com seu nível de "barriga cheia".

Em condições metabólicas normais, com amplo suprimento de alimentos e *sem* restrições ou regras esquisitas para comer devagar, a alimentação normal ocorre naturalmente. Depois que seu corpo e mente neutralizarem os alimentos, você começará a comer intuitivamente, sem forçar nada. O corpo *quer* comer intuitivamente — isso é o que significa a palavra intuitivamente. Isso passa a ser natural.

POR QUE COMEMOS A MENOR QUANTIDADE POSSÍVEL?!

Um dos maiores mitos entre as regras tácitas de dietas restritivas é que devemos sempre tentar comer a menor quantidade possível. Temos uma crença subconsciente de que comer o mínimo possível é a maneira mais responsável de se alimentar. Acreditamos que as pessoas que mal comem vivem para sempre com saúde e felicidade, e que quem come com apetite falece horrivelmente. Isso é besteira.

A maioria das afirmações que aprendemos sobre calorias e quantidade de alimentos está errada e é sensacionalista. E se aprendemos alguma informação com o experimento sobre fome de Minnesota foi que a quantidade que decidimos ser aceitável para dietas é absurdamente baixa e perigosa.

Também podemos usar esta medida simples: se você come compulsivamente, é porque ainda não está comendo ou se *permitindo* o suficiente. Sei que todos nós pensamos que a compulsão alimentar é o grande problema, mas há uma nova onda de tratamento de transtornos alimentares e alimentação disfuncional que está começando a entender que a compulsão alimentar não é um transtorno autônomo. Ele é *reativo* à *cultura da dieta* e à mentalidade de dieta. O ato de comer compulsivamente *não é seu inimigo*. Sim, é claro que queremos ter certeza de que precisamos lidar com nossa vida e nossas emoções (falaremos muito mais sobre isso depois), mas a fome, a comida e todas as guloseimas que você já experimentou não são o inimigo. Empanturrar-se, em geral, é *apenas* levar a quantidade de ingestão de calorias a um necessário nível terapêutico e restaurador.

Houve um tempo em que eu achava que comendo duas mil calorias por dia estava *estragando tudo*. Olho para trás e vejo meu diário alimentar do colégio, onde escrevi que decidi, graças a uma revista qualquer que estava lendo na época, que 1.800 calorias era a *quantidade máxima aceitável* — o que, é claro, era quase impossível de manter sem acabar comendo compulsivamente e ficar arrasada. Mas o que significa esse rótulo de duas mil calorias? Como escreveu a nutricionista Marion Nestle na revista *The Atlantic*: "Apesar do fato observável de que 2.350 calorias por dia estão abaixo da média necessária para homens ou mulheres, os educadores nutricionais temiam que esse valor incentivasse o consumo excessivo".

Todo mundo tem tanto medo de "comer demais" que dá conselhos ruins sobre o baixíssimo consumo de calorias — porque todo mundo morre de medo do apetite humano. E, claro, no fim do artigo, Nestle dá conselhos sobre como comer a "quantidade certa". Portanto, sim, também escolho só o que me interessa, mas por um bom motivo: *a maioria das pessoas come de maneira disfuncional*. Muitas, *muitas* pessoas que se dedicam à nutrição o fazem por causa de uma obsessão preexistente que parece legitimada quando se torna uma profissão.[29]

A maioria de nós participa da crença coletiva de que precisamos comer menos. Aceitamos que temos que fazer dieta ou controlar rigidamente as porções que ingerimos pelo restante da vida. Mas quero que você pense de verdade nisso por um momento. Isso é realmente verdade?

Porque, realisticamente, não há nada de natural nem lógico em passar pela vida tentando comer o mínimo possível. Não importa o que dizem os gurus da saúde: comer constantemente o mínimo *não é bom* para nós.

E é uma loucura do ponto de vista biológico. As gerações anteriores trabalhavam muito para pôr comida na mesa. Elas sabiam como a nutrição era importante.

O que seus ancestrais distantes pensariam sobre a maneira como você se alimenta? Eles não entenderiam nosso jeito de encarar a comida e o peso. Afinal, ter peso extra é uma vantagem biológica.

Imagine se nossos ancestrais pudessem nos ver sentados diante de nossa comida, rezando aos deuses magricelas para que não nos deixem comer muito, observando-nos passar a refeição inteira tentando comer só a quantidade certa e não ficar muito fartos. Se nos vissem comer só o suficiente para não nos sentirmos famintos, e nos obrigar a levantar da mesa ainda com um pouco de fome, desejando poder comer um pouco mais, e depois jogar fora as sobras. Eles achariam que toda nossa cultura é maluca e insana... Porque é.

Controlar a comida que você põe na boca não é nossa programação natural. Não é assim que fomos feitos. Não é assim que comemos durante toda nossa existência ao longo da história até bem recentemente. Ninguém terminava uma refeição por causa do "controle das porções", antes de estar totalmente alimentado. Controlar as porções sempre foi, historicamente, o indesejado efeito colateral de não ter o suficiente para comer.

Nosso corpo foi projetado para nos orientar a comer facilmente a quantidade certa, para manter um peso estável, independentemente do que comemos naquele dia ou semana. Comer não tem que ser difícil ou estressante, *a menos* que seja um período de fome ou escassez de comida na mesa... ou uma dieta. Aí, tudo vira uma questão de comer menos e engordar.

Mary, uma de minhas alunas, achava que devoraria o mundo se um dia se permitisse deixar de controlar a comida — e esse é um medo muito comum. Mas, depois de três anos comendo o que quisesse na prática do foda-se a dieta, ela já não ligava mais para a comida:

Simplesmente não penso nisso. Esqueço o tempo todo e me alimento com naturalidade. Não é nada demais, só isso. Comer é normal e não penso duas vezes nisso. Essa é uma grande mudança na relação entre meu corpo e cérebro com a comida. Eu achava que tinha que escrever sobre alimentação ou fazer curso de culinária porque só queria pensar em comida e no que comer. Essa mudança dramática só aconteceu quando eu deliberadamente passei a comer tudo que queria e por um longo tempo.

Vou continuar a lembrá-lo de que, se você já fez *algum tipo* de restrição, seu corpo está comprometido e precisa de muita comida para se curar e voltar ao normal.

Não recomendo que você conte as calorias, porque esse é o velho paradigma que queremos derrubar. Mas o que recomendo é mudar completamente a maneira como as encara. Comece assegurando que está comendo *mais que o suficiente* para curar seu metabolismo, a ver *mais* como melhor. Entenda que quanto mais você come, mais se nutre e fica alimentado até a próxima refeição; seu autocontrole e concentração aumentarão, seu corpo ficará mais calmo, e seu nível de açúcar se estabilizará, continuamente.

Comer muito mostra ao seu corpo (e à sua mente) que há alimento suficiente, que a fome acabou e que a obsessão por comida também pode acabar.

FAMÍLIA E COMIDA

Existem muitas maneiras de aprendermos a nos relacionar com os alimentos. E uma delas é a maneira como nossa família se relaciona com a comida. Ora, que surpresa! Em algumas famílias todas as pessoas fazem dieta, têm medo de comida e engordam. Em outras, as pessoas se preocupam em cozinhar para todos, e é assim que demonstram amor. Em algumas famílias, as pessoas são geneticamente mais gordas ou têm muita vergonha e medo de comer. Reserve um tempo para responder às seguintes perguntas:

Como sua família se relaciona com a comida? Avós? Pais? Irmãos? Demais familiares?

Que comentários você já ouviu membros de sua família fazendo sobre outras pessoas, comida ou peso?

Tente se lembrar de uma situação (particularmente carregada de emoções) relacionada com comida que tenha acontecido em sua família. Descreva-a e tente se lembrar do que sentiu. Ainda tem alguma crença relacionada a essa experiência?

De que aspectos relativos à maneira como sua família se relaciona com a comida você gostaria de se livrar?

Que aspectos você gostaria de manter?

NÃO EXISTE O MOMENTO PERFEITO DE PARAR

Antes de praticar o foda-se a dieta, eu ainda estava presa na armadilha da alimentação pseudointuitiva: me estressava tentando saber quando estava satisfeita (obrigada, escala de fome!), e tinha muito medo de me *acostumar* a comer demais.

Esse era o resultado do lado obsessivo e temeroso da alimentação intuitiva. Eu achava que o mais importante que poderia fazer, como uma comedora intuitiva, era prestar muita atenção à minha fome, avaliá-la a cada mordida e permanecer constantemente vigilante, bocado por bocado, caso ficasse farta no meio de uma garfada... De novo, a regra tácita de que devemos comer o mínimo possível me controlava nas sombras.

Embora seja perfeitamente normal prestar atenção no que sentimos enquanto comemos, a maneira como me concentrava na hora de parar era muito obsessiva, temerosa e inútil. Eu achava que existia *um momento perfeito de parar*, e eu tinha sempre que encontrá-lo durante uma refeição: era o ponto perfeito de saciedade — nem muito satisfeita, nem muito faminta.

O momento perfeito de parar é só mais um mito. O que existe são *muitas mordidas em uma escala* de momentos confortáveis de parar. E qualquer momento é bom. E não é só isso: seu corpo pode aguentar alguns bocados extras, ou até *mais*. Ele consegue encarar mais comida. Talvez você esteja meio farto, mas enquanto estiver sentindo e curtindo, estará indo muito bem. Seu corpo sempre compensa o excesso de comida com uma saciedade um pouco mais longa, com um pouco menos de fome até a próxima refeição, com um metabolismo mais rápido ou uma combinação disso tudo.

Não há virtude alguma em parar um pouco antes de ficar satisfeito ou esperar que haja um "momento perfeito" toda vez que for comer. Isso só vai deixá-lo frustrado e obcecado. Curta sua comida, caramba!

A ARMADILHA DE BUSCAR O EQUILÍBRIO

O corpo está sempre buscando equilíbrio e, após anos de dieta, equilíbrio é comer o que você quiser e necessitar. Depois da restrição, o equilíbrio é comer muito.

Equilíbrio é algo totalmente relativo. É o balanço do pêndulo. Quanto mais desequilibrado você estiver, mais precisará se inclinar na outra direção para, *por fim*, chegar ao que chamamos de "equilíbrio". Esperar que esse processo pareça um estereotipado "meio do caminho" não é equilíbrio de verdade. A ideia de que "equilíbrio *forçado*" é equilíbrio é uma besteira.

Meses, talvez anos depois, dependendo de sua jornada, corpo, necessidades e histórico, o equilíbrio começará a parecer diferente. Talvez se assemelhe a saladas, sanduíches e sobremesas. Brownies e couve. Atum e manga. Smoothies e bolo. Tanto faz. Não me interessa o que você come. Jamais vai me interessar, contanto que seja o que seu corpo lhe diz que necessita e você lhe dê ouvidos. Só quero que você seja feliz e intuitivo. Relaxe.

Um leitor me disse que demorou muito para parar de comer mais do que queria à noite:

Eu comia muito mais do que queria à noite, e isso me estressava. Então, um dia, percebi que meu "truque", durante anos, era tentar ir dormir com fome. Eu me forçava a ir para a cama faminto, e finalmente percebi que o que meu corpo estava fazendo com essa alimentação noturna era tentar corrigir esses anos e anos indo dormir sem comer. Fiquei surpreso ao ver como meu corpo era inteligente. E uma vez que aceitei isso e me rendi, as coisas começaram a mudar, e minha fome à noite se acalmou.

Forçar-se a "comer de um jeito equilibrado" ou "comer de tudo com moderação" NÃO é equilíbrio depois de fazer dieta durante anos; portanto, tire isso da cabeça e confie em seu corpo. Ele está buscando equilíbrio, mesmo que o que você imaginou ser equilíbrio não fosse comer uma caixa inteira de cereais em um dia.

NOSSO OBJETIVO É NEUTRALIZAR A COMIDA

Eu falo sempre sobre *neutralizar a comida*, mas deixe-me dizer o que isso significa de verdade e como pode parecer para você. Quando a comida é neutra, não carrega em si moralidade nem julgamento, medo ou culpa. É só comida. Quando ela é neutra e livre de julgamento, fica muito mais fácil ouvir seus desejos e começar a comer intuitivamente.

90 | F*DA-SE A DIETA

Talvez tenha havido um tempo em sua vida no qual a comida era neutra (nem boa, ruim ou estressante), e quando você sentia fome ou desejava algo específico, comia. Não havia nada de mais nisso. Talvez isso tenha acontecido quando você era criança, ou talvez já na idade adulta, mas *essa* é a relação com a comida que estamos tentando retomar: comer com facilidade. Essa é a única maneira de você comer normalmente e ouvir seu corpo de uma forma sustentável.

Mas mesmo que você nunca tenha vivenciado a neutralidade com a comida, garanto que é possível chegar lá, porque *eu* também nunca a experimentara antes.

Se alguma vez fui neutra em relação à mamadeira ou à papinha de bebê, certamente não consigo me lembrar, porque *só o que lembro* é que meu objetivo número um na vida era *manipular os adultos para que me dessem porcarias, porque Deus sabe que em casa só havia cenoura e biscoitos de fibras.*

Não me lembro de uma época em que tenha sido neutra na relação com a comida. Passei direto da compulsão alimentar infantil, da obsessão por hambúrgueres e salgadinhos industrializados, a fazer dieta e comer compulsivamente na adolescência, o que se estendeu até meus 20 e poucos anos. Minha lembrança mais forte das férias eram os cafés da manhã com panquecas em hotéis; o que eu mais gostava de fazer na casa de amigos era comer porcarias e jujubas, e lembro nitidamente dos biscoitos que parentes distantes davam a mim e ao meu irmão. Minha mãe dizia que *os filhos dela eram obcecados por comida! Não dê a eles mais porcarias do que já comeram!* Definitivamente, *éramos* obcecados por comida, jamais pensei que a neutralidade com a comida fosse uma possibilidade para mim, porque parece que *nasci* viciada em comida.

Mas é isso que o cérebro faz sob restrição (real ou percebida). O hormônio da fome aumenta e o cérebro torna-se obcecado por comida. Minha mãe queria apenas garantir que fôssemos saudáveis, e vendo seus filhos *obcecados* por doces, comendo-os compulsivamente, ela percebeu que tinha que ser mais rigorosa, o que é uma visão bastante normal para os pais. Para mim, nossa obsessão foi perpetuada pela restrição e nos jogou em um ciclo vicioso, tornando-nos cada vez mais loucos em relação à comida.

Acontece que a única maneira de neutralizar a comida é se permitir tudo, sempre, para sempre. Quando decidi desistir das restrições e "passar para o outro lado", ainda morria de medo do glúten e dos óleos de sementes industrializados. Então, decidi "passar para o outro lado" primeiro com batatas e manteiga. Acrescentar uma boa quantidade de carboidratos foi o suficiente para eu lidar com isso emocionalmente.

Acrescentei muitos carboidratos diferentes e confiei no que lia sobre a cura depois das dietas: meu corpo e meu metabolismo precisavam deles. Sentia muita, muita fome durante meses e meses. Comia muito. Eu havia comido compulsivamente até começar a praticar o foda-se a dieta, de modo que parte de meu cérebro tentava argumentar que eu não tinha direito a me sentir tão faminta; mas a outra parte sabia que era assim que tinha que ser.

Devagar e sempre, quanto mais eu comia determinado alimento, menos o desejava e me preocupava com ele. Quanto mais eu o comia, menos enlouquecia por causa dele. Comê-lo livremente diminuiu, *literalmente*, seu poder sobre mim, e comecei a parar facilmente quando não estava mais com fome.

Eu comia batatas, tigelas e tigelas de granola com creme de leite (sim, creme de leite), muitas frutas, leite e sorvete (fui diagnosticada com intolerância à lactose aos 2 anos, de modo que esses foram grandes saltos). Comia mais devagar à noite — não para comer menos, mas para provar a mim mesma que tinha permissão para comer. Fazia um luxurioso banquete, longo e lento, para provar a mim mesma: *isto não é compulsão. Isto é totalmente permitido. Tudo isto.* Às vezes eu acabava comendo menos do que o normal, outras vezes a mesma quantidade — mas estava muito mais calma e sabia que estava tudo bem, que tudo era permitido.

Pouco tempo depois, coisas como leite, sorvete, granola, batata, as frutas que temia por ser paleo e todos os outros alimentos que eu comia se tornaram neutras. Simplesmente não exerciam mais influência sobre mim. Eles eram permitidos. Eu os comia. Eu gostava deles. E não tinha que parar. Na verdade, só depois de cinco meses decidi comer um pedaço de pão. Em seguida, comecei a comer nachos sempre que podia nos restaurantes. O óleo em que são fritos me assustava de verdade, mas eu os adoro, então comê-los acabou se tornando minha versão de terapia de exposição. Mas também adoro nachos.

À medida que me permitia comer mais alimentos, mais eles se tornavam neutros, e meu corpo começou a ser capaz de escolher e desejar o que realmente necessitava. Às vezes leite e batatas, às vezes pão e queijo, às vezes peixe, às vezes um burrito Chipotle, às vezes frutas, às vezes... *qualquer coisa*. Não lembro agora de todos os alimentos que existem, mas os comi.

Você não pode se enganar com isso; tem que se permitir de verdade comer os alimentos que deseja. Seu corpo e seu cérebro não são burros. Eles saberão se você estiver mentindo. Você precisa passar pelo processo, não pode *fingir* que se permite comer. Não pode fingir que tem permissão para comer sobremesa, mas secretamente impor quantas vezes por semana isso é aceitável. Atender aos desejos permite que eles passem. Seu corpo e sua mente anseiam por coisas que são proibidas ou restritas, bem como aquilo de que precisam; portanto, uma vez que deixam de ser proibidas, os desejos se tornam cada vez mais sintonizados com o que o corpo realmente necessita. A esta altura — mais de sete anos nesta jornada —, eu só quero me *sentir bem* comendo, durante e depois.

O processo de neutralidade alimentar ocorre em ritmos diferentes para cada pessoa. Eu recomendo, se você puder, fazer isso o mais rapidamente possível. Deixe de lado o controle de tantos alimentos o quanto antes. Você vai chegar ao outro lado mais cedo, quanto mais se permitir.

Mas se você é como eu era e ainda tem medo de ingredientes arbitrários, vá aos poucos. Você só precisa começar.

Não há absolutamente nada que possa substituir o ato de *realmente* comer os alimentos que o assustam.

Lembre-se, o objetivo não é comer para chegar a um ponto em que não queira mais comida. Isso nunca vai acontecer. Mas você *pode* tirar a carga e a energia dos alimentos, permitindo-se. O objetivo é chegar a um ponto em que só pense em comida quando precisar comer: quando estiver com fome, fazendo compras, planejando uma festa, cozinhando etc. Se estiver cozinhando para sua família, conciliar seus desejos com os de seus filhos e parceiro é sempre um malabarismo, mas talvez, agora que você pode comer macarrão com queijo, algumas noites fiquem mais fáceis.

VOU COMER ESSE TANTO PARA SEMPRE?

A maioria das pessoas que controlava a alimentação no passado fica meio assustada ao ver quanta fome sente. Provavelmente, você vai precisar de *muita* comida, e, com certeza, vai pirar por causa disso. Talvez presuma que só você está fazendo tudo errado. Talvez pense que é a única pessoa problemática, sem salvação, a verdadeira viciada em comida que nunca, jamais deixará de ser obcecada por ela.

Você vai pensar: *Não fazer mais dieta é uma coisa, mas a quantidade de comida que estou comendo não pode ser normal nem saudável!* E eu *gostaria*, para o seu bem, que você sempre se lembrasse da biologia da fome, e de que é normal curar o corpo com grandes quantidades de comida após uma longa fase de fome.

Você não vai comer assim para sempre. Por quanto tempo fez dieta? Dois anos? Cinco, dez, trinta anos? Se espera ser capaz de reverter o que a dieta lhe fez em poucos dias, ou mesmo em algumas semanas, não está vendo o todo; está só se preparando para se decepcionar e se assustar.

O tempo necessário para estabilizar a alimentação e o peso é diferente para cada pessoa, dependendo de quanto tempo você fez dieta, quanto confia nesse processo e o permite, qual é a sua faixa de peso, quão próximo está atualmente dela e o quanto seu metabolismo está temporariamente comprometido. Tudo depende. A média é de alguns meses para superar o obstáculo físico, depois muitos mais meses para reverter as partes mental e emocional. Mas não há nada que eu possa escrever ou ensinar que diga exatamente o que vai acontecer e quando.

No entanto, sei que pode ajudar ouvir as experiências de outras pessoas. Sarah, uma aluna minha, compartilhou:

Pratico o foda-se a dieta há cerca de três meses e meio, como muito e tem sido ótimo. Pela primeira vez, me peguei pensando que talvez estivesse "farta demais". Tudo em que posso pensar esta noite é "Nããããão, chega!" É meio estranho! Eu não teria acreditado que isso fosse possível seis meses atrás.

Minha outra aluna, Nicole, disse:

Passei por uma longa fase comendo de tudo em grandes quantidades. Até que cheguei a um ponto em que simplesmente NÃO QUERIA aquele pote de manteiga de amendoim, e isso é tão diferente de todos aqueles anos de restrição e comida "ruim". Simplesmente acontece. É fácil, como uma intuição genuína que nunca experimentei antes.

Já Allie me contou:

Comecei há três meses. No começo, comprava muito hambúrguer com bacon no drive-thru, grandes pratos de massa e panquecas holandesas cobertas com melaço — tudo que antes era proibido e ruim.

Há algumas semanas, as coisas começaram a mudar. Desejei coisas como mirtilos, batatas com casca, bife e... couve. E mais ou menos na mesma época, comecei a sentir que não queria ficar empanturrada demais novamente, e, pela primeira vez, não por causa daquela reação de vergonha ou punição, ou arrependimento por comer muito... Foi tipo: "Ok, não preciso mais fazer isso", e naturalmente parei.

Nem acredito como a mudança foi fácil e intuitiva, e só aconteceu porque eu me rendi a todos os alimentos, em todas as quantidades.

A maioria das pessoas quer que essa fase passe depressa, porque se preocupam com o peso. É isso que atrapalha tudo desde o início: o medo de engordar é o que pode nos manter estagnados. Tudo que sei é que quanto *mais rapidamente* você se render, mais rapidamente tudo acontece. Se ficar só molhando o pé durante um ano, a água continuará gelada. Mas se pular e confiar, vai se acostumar com a temperatura de uma vez. Essa é uma metáfora irritante? Lamento...

Se quiser chegar a um ponto em que a comida não mais governe sua vida, terá que se render a ela. É assustador, eu sei. Entendo que você só quer que tudo acabe. Mas tente *curtir* esse momento de precisar de muita comida e se permitir comer o que antes era proibido. É muito divertido se você se lembrar de não ter medo de cada mordida.

Gostaria que você se lembrasse do experimento de Minnesota sobre fome e de quantas milhares de calorias os voluntários ingeriram todos os dias nos muitos meses depois da "dieta" de 1.600 calorias. De que uma grande quantidade de comida é biologicamente *normal*, e de quanto seus ancestrais comiam em tempos de fartura, e de que comer muito é curativo, nutritivo e a única maneira de chegar ao ponto no qual seu corpo e mente não se sintam privados.

Quero que você perceba que, mesmo que às vezes pense que está "irracionalmente faminto", ouvir seu corpo *nunca é errado*. Gostaria que você sempre confiasse nisso. Mas isso não vai acontecer; você vai pirar. E, com sorte, abrirá esta página do livro e a lerá de novo, e se acalmará, sorrirá, continuará comendo e depois irá para a cama.

NENHUM ALIMENTO É PROIBIDO

Outra parte essencial desse processo é se permitir comer *todos os alimentos*, começando agora até o fim dos tempos. Isso inclui aqueles que o assustam, os rotulados como "proibidos", muito prejudiciais à saúde ou "calorias vazias", os que você tem medo de que o façam engordar e aqueles alimentos que são objetivamente "porcaria" e "artificiais".

A razão de precisar se permitir comer o que quiser "de agora até o fim dos tempos" é que se você disser a si mesmo algo como: "Bem, vou fazer isso durante um mês e isso vai curar minha alimentação, e depois, vou 'comer de forma saudável'", isso será, na verdade, um tipo de restrição. Eu chamo isso de restrição mental, e vai atrapalhar sua alimentação tanto quanto a restrição física.

Isso também é o que chamo de *dieta iminente*. E dietas iminentes, além de quaisquer outras *condições* para sua alimentação, são o oposto do que praticamos quando dizemos foda-se à dieta. Vamos nos aprofundar na restrição mental mais tarde, mas estou introduzindo o tema agora para explicar por que é essencial se permitir comer todos os alimentos, incondicionalmente, sem dieta iminente, para sempre.

Também temos a tendência a desejar coisas que não podemos comer. Não se dê a oportunidade de ansiar por algo *só porque acha que não tem permissão para comê-lo*. No início, quando ainda estamos nos adaptando ao foda-se a dieta, muitas pessoas gravitam em torno de comidas reconfortantes da infância. Deixe acontecer. Curta. Quando você tem permissão de verdade para comer qualquer alimento, essa comida perde poder e você tende a ansiá-la e comê-la ainda menos, especialmente quando não precisa ou não está a fim. Portanto, só vai comê-la quando quiser *mesmo* e com muito menos drama. Este é o grande paradoxo de se permitir todos os alimentos. Sua rebelião inconsciente é neutralizada.

A maioria das pessoas acha que ao se permitir comer um alimento sobre o qual não tem controle, nunca mais vai parar de comê-lo.

E se essa comida for proibida, provavelmente você tem razão. Mas, uma vez que se permitir ingeri-la, você verá o poder dela enfraquecer. Sim, você pode comer muito, mas tudo por uma boa causa. A única exceção a essa regra são os alimentos aos quais você é alérgico, como amendoim, ou se tiver doença celíaca. Nesse caso, não ingerir coisas que causem uma reação imediata é se cuidar. Você pode e vai aprender a diferenciar isso.

Também é importante ressaltar que certos alimentos só terão o poder de "fazê-lo engordar" se você tiver deficiência de algum dos macronutrientes que ele contém — como gordura ou carboidratos — e seu corpo se sentir desnutrido. Nesse caso, sim, você vai manter o peso quando finalmente se alimentar como deveria.

Você deve ter notado que, quando faz determinada dieta e depois a abandona, engorda depressa. Isso é normal e acontece porque o corpo fica aliviado quando finalmente consegue fazer você comer o que estava faltando. Depois de uma dieta, seu corpo ganha peso imediatamente para se recuperar e armazenar combustível, caso a fome continue. É simples sobrevivência.

Mas é claro que presumimos que *somos o tipo de pessoa que ganha peso depressa*. Mas é tudo *por causa* das dietas restritivas. É *porque* tentamos controlar nossa ingestão de certos alimentos ou macronutrientes (gordura, carboidratos e proteínas). Não há como contornar essa parte da jornada. A única maneira de sair desse ciclo é permitir-se todos os alimentos de uma vez por todas e comê-los — especialmente aqueles dos quais você tem medo e que evitou por muito tempo. Só o ato de se alimentar pode interromper o ciclo. Só a alimentação vai impedir que seu corpo enlouqueça e permitir que você se estabilize em um peso saudável, sem efeito ioiô cada vez que você comer um pedaço de torrada.

DEIXE QUE SEU CORPO LHE ESCREVA UMA CARTA

Isso é legal fazer sempre e a qualquer hora. Quando estiver em dúvida, quando estiver em pânico, precisar de orientação ou conselhos, faça seu corpo lhe escrever uma carta.

E lógico, vai precisar usar sua imaginação para isso. Imagine que você pode saber como seu corpo se sente. O que ele pensa? O que quer? O que o faz ser grato? Com o que ele está frustrado? Do que precisa? Escreva durante cinco a dez minutos, e você ficará surpreso com o que descobrirá. Será um retrato de sua intuição.

SEUS DESEJOS ALIMENTARES SÃO SEUS AMIGOS

Enfiaram na nossa cabeça que desejos alimentares são ruins e que devemos eliminá-los porque eles nos sabotam. Portanto, tentamos nos tornar máquinas sem desejos, constantemente nos exercitando e comprando roupas cada vez menores, comendo proteína magra e vagem até nossa morte — retardada, mas inevitável, aos 98 anos. É claro que morreremos um dia, mas pelo menos seremos magros! Pelo menos seguimos nossa dieta e não comemos aquele pudim que tentaram nos enfiar goela abaixo na casa de repouso.

A verdade é que os desejos são extremamente importantes. Os tipos de alimentos que você se nega são os que o seu corpo acaba *necessitando* e, portanto, desejando. Sim, até sobremesas. Normalmente, o que o seu corpo deseja são alimentos ricos em carboidratos e gordura, porque as *calorias é que curarão seu metabolismo mais depressa.* A energia densa e facilmente disponível é o que o salvará mais depressa de um estado de fome. Isso significa que, durante todos os anos ansiando por sobremesas enquanto fazia dieta, seu corpo não estava decepcionando você, e sim tentando levá-lo na direção certa.

Lembre-se: se estivéssemos no caminho certo e não achássemos que precisamos fazer dieta, atenderíamos a nossos desejos e à fome, curaríamos nosso metabolismo e sairíamos do modo fome depressa — e o ato de comer se normalizaria em poucos meses. Mas como resistimos, o corpo fala cada vez mais alto, até que comemos todos os doces da despensa e concluímos que somos viciados em açúcar.

Ray Peat, ph.D. em biologia com especialização em fisiologia, fez uma extensa pesquisa mostrando que o açúcar é útil para o metabolismo e a resposta ao estresse. Ele diz:

Qualquer desejo alimentar é um bom ponto de partida, porque temos vários mecanismos biológicos para corrigir deficiências nutricionais específicas. Quando algo interfere em sua capacidade de obter açúcar, você o deseja, porque **se não o comer, vai desperdiçar proteína para fabricá-lo.**

Você conhece aquelas tabelas idiotas que dizem "Isto é o que você *realmente* deseja", e ao lado do chocolate, colocam: "Você não precisa de chocolate, e sim de magnésio. Portanto, coma 12 amêndoas!" Porra, não! Foda-se isso. Quando você deseja comer chocolate, seu corpo está dizendo que precisa de magnésio *e* de carboidratos, *caso contrário ele desejaria comer apenas amêndoas*. Então, coma o chocolate.

As pessoas têm crenças muito fortes sobre a saúde e medos relativos ao açúcar, e isso às vezes as impedem de ceder aos desejos. Quando comecei a trabalhar com Sam, ela *não concordava* com ceder a seus desejos, porque durante anos teve certeza de que sua vontade por açúcar era decorrente de um crescimento excessivo de cândida no organismo. Sam tinha certeza de que se cedesse a seus desejos o fungo *sairia de controle*.

A cândida é uma levedura que faz parte de nossa flora intestinal, mas muitas pessoas temem que comer açúcar provoque seu crescimento excessivo. Boas notícias: isso não é verdade.[30]

100 | F*DA-SE A DIETA

Eu mesma passei anos com medo do açúcar e da cândida. Seguia dietas "sem carboidratos" ou "low-carb" para tentar "matar o fungo". E, de fato, por mais extremo que fosse, não parecia funcionar nem ajudar, e eu também não conseguia aguentar por muito tempo: sentia-me condenada a sofrer uma invasão maciça de cândida, mas não tinha força de vontade para manter a dieta de cura. Era desanimador e exaustivo.

Mas esse é um ótimo exemplo de como tentamos nos curar nos concentrando em apenas um aspecto e ignorando a totalidade do nosso organismo. Em primeiro lugar, a cândida faz parte de nós — nossa flora intestinal, porém, pode se alterar por desequilíbrios sistêmicos mais profundos. Por exemplo, muitas pessoas com supercrescimento de cândida têm, na verdade, uma intoxicação subjacente por metais pesados[31] — a levedura ajuda a absorver o metal, *protegendo* o organismo de um envenenamento mais agudo. Portanto, se elas cortarem o açúcar, a causa subjacente (metais pesados) ainda permaneceria. Não estariam curando nada no longo prazo, só passando um ano infeliz comendo amêndoas quando desejassem chocolate.

(E para você saber: outro exemplo de desequilíbrio sistêmico é um metabolismo lento e debilitado porque o organismo passou anos em um estado de dieta de sobrevivência.)

Também não se pode "matar a cândida de fome" eliminando o açúcar, porque se ela não encontrar açúcar no estômago para se manter viva, vai procurar no sangue, onde sempre haverá (se você não come açúcar, seus músculos se decompõem para manter o nível de glicose no sangue e nas células). Por exemplo, ficou provado que o mel ajuda a conter o crescimento excessivo da cândida graças às suas propriedades antifúngicas. Não o extrato de mel ou um medicamento derivado de mel. É o *mel mesmo. Açúcar.* O que quero dizer é que estamos perseguindo o demônio errado. Só porque a cândida (como todas as células) vive de açúcar, presumimos que a cura é matar *todas* as células do nosso corpo de fome? Sua melhor ação seria se alimentar e dar suporte a seu corpo e metabolismo com comida, carboidratos e probióticos.

Lembra da Sam, que tinha certeza de que era viciada em açúcar por causa da cândida? Ela, por fim, se permitiu comer carboidratos e, para sua surpresa, seus desejos se normalizaram. Ela sabia quando estava satisfeita. E antes, tinha *certeza* de que isso nunca poderia acontecer por causa da *cândida!* Já ouvi muitas histórias de alunos e leitores dizendo coisas parecidas: que eram viciados em açúcar, uma droga que estava governando e arruinando a vida deles. E passaram a dizer foda-se à dieta e a se permitir comer açúcar, e... *Voilà!* Acabou-se o vício.

Jackie disse:

Eu acreditava MUITO *que era viciada em açúcar. Entrei e saí do Comedores Compulsivos Anônimos durante anos. Mas assim que parei de restringir minha comida, percebi que a restrição era a causa. Ainda gosto de doces, mas não como antes. Não sinto mais que certos alimentos têm poder sobre mim.*

Você ainda está preocupado com sua saúde ao dizer foda-se à dieta. Eu acredito que a causa e a cura estão em uma abordagem mais holística do que normalmente usamos. Durante muito tempo acreditamos que ceder a nossos desejos é irresponsável, mas, na verdade, é um dos passos essenciais para ouvir nosso corpo de verdade. Alimentar e mineralizar seu corpo é muito importante depois de anos comendo erraticamente. Curar seu apetite e metabolismo, e encontrar a verdadeira intuição alimentar é um *grande* passo em direção à saúde sustentável. Ingerir uma dieta variada e nutritiva, com muitas frutas, vegetais, carnes, gorduras, carboidratos, vitaminas e fibras naturais é maravilhoso. Aprender sobre agricultura sustentável, alimentos orgânicos e produção humanizada de carne também é ótimo. Alimentos e ervas são mágicos, curam, nutrem e estimulam. Sou super a favor. Se você gosta de aprender sobre tudo isso, vá em frente.

Mas *curar* seu metabolismo e sua relação com a comida e o peso deve ser o *primeiro passo*. É o mais importante para quem quer desfrutar plenamente do ato de comer e do corpo com o qual vive.

COMA ALIMENTOS SOBRE OS QUAIS NÃO TEM CONTROLE

Se tem medo de nunca parar de comer determinado alimento que sempre deseja, a maneira mais rápida de ver essa mudança é permitir-se comê-lo nas quantidades que desejar.

Sobre quais alimentos você acha que não tem controle? Pipoca? Brownies? Batata frita?

Está pronto para isso? Recomendo que escolha um e o coma nas quantidades que deseja. Renda-se à comida da qual tem medo. Pode comer no café da manhã, almoço e jantar, se quiser, e veja se sua relação com essa comida muda. Aposto que sim.

EM DEFESA DOS CARBOIDRATOS E DO AÇÚCAR

Como já comentei, eu acreditava que os carboidratos eram meu inimigo número um e que destruiriam minha saúde e meus hormônios, me deixando mais doente do que já era e com mais espinhas do que eu já tinha. Fiz uma dieta low-carb atrás da outra (exceto quando seguia a dieta vegana crua e comia sete caixas de tâmaras de uma vez. Mas isso é outra história).

O medo do açúcar está *profundamente* enraizado em nossa cultura e psique. Nossas crenças atuais sobre o açúcar são baseadas em estudos que, como já disse, nem sempre analisam o todo, mas se transformaram em manchetes fomentadoras do medo. Por exemplo, a suposição de que o açúcar causa diabetes e resistência à insulina é um caso clássico de que *correlação não é o mesmo que causa*.[32] A debilitação do metabolismo do açúcar é o *resultado* da diabetes, não a causa, e uma vez que o paciente tem diabetes, limitar o açúcar *pode* ajudar a mitigar os sintomas, mas não é a cura. Na verdade, não comer carboidratos suficientes pode até *piorar* os sintomas da diabetes.[33]

Dizem também que o açúcar é mais viciante que a cocaína. Essa é uma chamada bastante atraente, mas a verdade é que houve um estudo universitário no qual ratos escolheram biscoitos Oreo em vez de cocaína (houve também um estudo no qual, essencialmente, ratos cometiam suicídio com cocaína *quando não tinham mais nada para fazer.* Mas quando tinham outros afazeres e ratos com quem se divertir, ignoravam a cocaína e viviam a vida).[34] Mas, o que estou tentando dizer é que uma chamada que diz que ratos comem biscoitos em vez de cocaína ignora muitos outros fatores só para atrair cliques.[35] E, por sorte, outros estudos concordam.[36]

Próximo: o açúcar alimenta as células cancerosas? Bem, o açúcar alimenta *todas* as células do corpo, incluindo as do cérebro. Há alguma relação entre açúcar e TDAH? Não.[37] Inclusive, alguns estudos encontraram uma leve melhora na atenção com o uso do açúcar.[38]

Mas tudo isso são coisas novas que aprendi *desde* que disse foda-se à dieta. No auge de uma das dietas restritivas a que me submeti, tive certeza de que o açúcar era a pior coisa que eu poderia comer e achava que a prova disso estava em meu vício. Carboidratos eram uma porta de entrada para *mais* carboidratos e *mais* desejo por eles.

Mesmo nos momentos em que achava que estava "seguindo meu corpo" e comendo intuitivamente, eu *ainda* monitorava carboidratos e açúcar. Sempre, sempre, sempre. Nunca, jamais, cozinhei grãos ou batatas para mim. Tentava fazer tudo com vegetais e carne. Pedia o prato com menos carboidratos quando comia fora. Eu era *mestre* nisso. Comia chocolate com 90% de cacau e me convencia de que adorava. Comia pasta de amêndoas de sobremesa e nunca me sentia satisfeita, de modo que acabava comendo metade do pote em uma noite. *Não mais do que duas fatias de pão. Amido ou sobremesa. Arroz é um desperdício de calorias.* E assim por diante.

104 | F*DA-SE A DIETA

Mesmo quando não estava de dieta, eu operava sob as velhas normas. Eram regras tácitas e quase indetectáveis porque eu as havia aceitado como verdade, mas me controlavam por completo.

E adivinhe só? Eu estava *sempre com fome*. Eu me preocupava tanto em tentar comer a menor quantidade possível, *especialmente* a menor quantidade possível de carboidratos, que já estava com fome quase imediatamente depois de decidir que devia parar de comer.

Eu *acreditava* no que tinha aprendido sobre carboidratos. Achava que quanto mais carboidratos eu ingerisse, menos saudável meu corpo seria. Casualmente, os médicos me diziam isso também, de modo que eu achava que estava sendo responsável. Independentemente do que mais eu tentasse, sempre voltava às dietas low-carb, certa de que era a única solução que me curaria.

Também achava que o açúcar era a razão de eu ser viciada em comida e que evitá-lo acabaria com meus desejos. *O açúcar era a causa de todos os meus problemas. O açúcar era a razão do descontrole de meus hormônios. O açúcar era a razão de eu não ser magra.*

À medida que eu cortava o açúcar, tudo se tornava uma profecia autorrealizada. Quanto menos açúcar eu ingeria, mais ansiava por ele e mais meu corpo sofria para processá-lo quando eu inevitavelmente comia um pouco. A dificuldade de o meu organismo processar carboidratos e açúcar parecia provar ainda mais essas minhas crenças. E sabe por quê? Porque comer a menor quantidade possível e se *obrigar a querer* comer uma quantidade muito pequena de carboidratos em cada refeição não faz nenhum sentido biológico.

Acreditamos que restringir carboidratos e açúcar nos ajudará a queimar gordura e ficaremos saudáveis e em forma, mas o que acontece mesmo é que se aciona o modo crise, comandado pelos hormônios do estresse, criando inflamação e um metabolismo lento. Você vai queimar gordura no início, mas *não* de forma sustentável.

E agora, falarei *cientificamente* como nunca antes neste livro: sempre que o que sai excede o que entra — o que significa que você não está comendo, descansando ou ingerindo carboidratos suficientes —, o corpo libera adrenalina e cortisol, que são os dois principais hormônios do estresse que ajudam o corpo a criar combustível rápido para suas células. Sem esse combustível, morremos. O açúcar (glicose) é a fonte de combustível mais eficiente para nossas células, porque usa menos oxigênio, produz a energia mais utilizável e cria a maior parte do dióxido de carbono — que remove o cálcio e o sódio das células, mantendo-as estáveis.

O primeiro hormônio do estresse, a adrenalina, encontra glicogênio nos músculos e no fígado para queimar como combustível. Depois disso, a adrenalina queima gordura, o que, a propósito, não é bom para a sua saúde nem para o metabolismo, porque ela usa três vezes mais oxigênio para fazer isso, resultando em menos dióxido de carbono e menos energia — e também criando inflamação.

O segundo hormônio do estresse, o cortisol, extrai aminoácidos da pele, do timo e dos músculos, e essas moléculas são levadas ao fígado para serem usadas na síntese de proteínas. Isso diminui a função tireoidiana, os sucos gástricos, a temperatura corporal e os batimentos cardíacos. Simplificando, a restrição de calorias, ou restrição de carboidratos, diminui o metabolismo e cria inflamação. *No bueno.*

O açúcar é um macronutriente injustamente demonizado. É, na verdade, apenas um combustível puro que nos mantém vivos minuto a minuto e é necessário no sangue o tempo todo (açúcar no sangue). Negar glicose ao corpo exige que ele mesmo a *crie*, em um processo complicado que aumenta os hormônios do estresse, cria inflamação e prejudica o metabolismo.

Quanto menos você ingerir carboidratos, ou se tentar substituí-los por produtos com adoçantes, maior será a probabilidade de ficar cronicamente hipoglicêmico. Seu corpo percebe o baixo nível de açúcar no sangue como um fator de estresse, o que aumenta a velocidade das suprarrenais em liberar hormônios. Também pressupõe que você está no modo fome, o que, lembre-se, fará seu organismo contra-atacar com grelina, o hormônio da fome (falaremos *ainda mais* sobre ele depois!).

Ou seja, quanto menos você ingerir carboidratos, mais devagar seu corpo queimará combustível e mais lento seu metabolismo se tornará. E garanto, não é isso que você está procurando.

Nesse estado, é mais provável que você alterne entre restrição e compulsão alimentar e provoque uma montanha-russa glicêmica eterna. Mas pense assim: o açúcar *tem mesmo* que ser viciante quando não o ingerimos o suficiente, porque precisamos dele. Assim como de oxigênio e sono. E, ao contrário das drogas, quando você se permite ingeri-lo de forma consistente, tem um efeito restaurador e calmante no corpo e no metabolismo porque leva à diminuição da grelina, diminuindo sua obsessão por comida para que seu corpo não se sinta mais "viciado" nela. Comer carboidratos permite que o apetite se acalme e é a única maneira de ter uma alimentação normal e fácil.

Quando comecei a comer tigelas de arroz, macarrão ou quinoa sem pensar nas velhas regras sobre carboidratos das dietas, algo mágico aconteceu. Na verdade, passei a me sentir satisfeita por mais de 25 minutos.

Voltei a comer açúcar, com força total. Frutas, sorvetes, mel, doces. Comia até *sem* combiná-lo com proteínas, imagine só. E agora, minha relação com ele é incrível. Não me entreguei a uma esbórnia de açúcar durante quatro anos, como sempre temia fazer. Foi mais como um banquete doce de três meses, e depois tudo se normalizou. Agora, o açúcar é só açúcar. Ingeri-lo acabou com nosso relacionamento disfuncional. Dei açúcar para meu corpo e, por fim, meu corpo começou a me dizer do que precisava.

Como muitos carboidratos todos os dias, mas sei quando meu corpo está satisfeito. Também sei, no meio da sobremesa, se estou pronta para parar. Mas não medindo isso em uma "escala de fome". É tipo assim: *não quero mais*. A sobremesa deixa de ter um gosto tão delicioso e simplesmente deixo de *querer*. E como posso comer quantas sobremesas quiser, pelo restante da vida, parar não é problema algum.

Essa é a parte que as pessoas raramente se permitem: a neutralização biológica e emocional. Elas entram em pânico ou lutam contra si mesmas e continuam no ciclo de compulsão/arrependimento. Sentem-se culpadas por comer, tentam cortar calorias, e depois se rebelam contra o corte — e o ciclo continua.

Não estou dizendo que comer só doces pelo restante da vida é uma boa ideia. *Você sabe disso.* Mas o que nos dizem sobre açúcar e carboidratos é destrutivo para nosso relacionamento com a comida e nossa alimentação. Precisamos de *muito mais* que só açúcar (gordura, proteína, minerais, vitaminas, sol, sono, conexão, pessoas, oxigênio), mas precisamos de carboidratos e de açúcar também. E quanto menos você os ingerir, mais provável será que os deseje, e mais seu corpo trabalhará para transformar proteínas e músculos em açúcar para que seu cérebro possa usá-lo para *manter-se vivo.*

O açúcar só causa dependência em pessoas que negam a si mesmas carboidratos ou calorias, física ou mentalmente (frequentemente ambos). É um combustível de queima rápida que estamos programados a desejar quando não há (ou não parece haver) comida ou energia em abundância. Mais uma vez, o açúcar vicia como o oxigênio. Seu corpo precisa dele, caramba!

Ah, e chocolate 90% cacau é legitimamente horrível.

EM DEFESA DA COMIDA DELICIOSA E DECADENTE

Comida deliciosa é saudável. Note que eu *não disse* que comida saudável é deliciosa. Eu disse: *comida DELICIOSA é saudável.* Manteiga, sal, queijo, carne, carboidratos, gorduras... Carboidratos gordurosos, frutas, vegetais encharcados de manteiga, ensopados e sopas, pão fermentado, vinho, mel, laticínios gordurosos... Toda essa comida deliciosa é *incrivelmente boa para você.*

Talvez você já tenha embarcado na dieta paleo ou na dieta Whole30 e entenda que as calorias não são "o problema". Mas quero falar um pouco mais sobre isso. Porque quando eu seguia a paleo, ainda pensava que o objetivo era, *um dia*, depender tão pouco da comida que

108 | F*DA-SE A DIETA

comeria menos e me transformaria em uma fada sexy, carnívora e magra.

Acontece que alimentos integrais, gordurosos, ricos em carboidratos e calorias são necessários para o nosso corpo. Estão cheios de macronutrientes, minerais e vitaminas de que precisamos. Nossa velha crença de que o problema está nas calorias e nos carboidratos é retrógrada. Ingerir alimentos diet foi o que nos levou à desnutrição e nos privou das vitaminas, minerais e macronutrientes de que precisávamos. É o que perpetua o ciclo de obsessão com comida. Precisamos de calorias, carboidratos, gorduras e proteínas todos os dias, pelo resto da vida. Refeições congeladas de 250 calorias são uma piada; você precisaria de 12 por dia, ou mais.

O medo de gorduras, especialmente das saturadas, surge pelas mesmas razões que você tem medo de *ser gordo*: ser desinformado e a necessidade de ter um bode expiatório.

Por exemplo, a guerra contra a manteiga é apenas mais um equívoco (e potencialmente sinistro), e sua correlação com doenças cardíacas é, repito, falsa. Doenças cardíacas eram raras nos Estados Unidos no início dos anos 1900, quando as pessoas comiam muita manteiga e gorduras saturadas. Entre 1920 e 1960, as cardiopatias se tornaram o assassino número um. Durante o mesmo período, o consumo de manteiga caiu de oito para menos de dois quilos por pessoa ao ano e começamos a comer margarina.

Você pode comer o que quiser — afinal, você disse foda-se à dieta —, mas é meu dever dizer que a margarina foi criada em laboratório como um alimento diet barato e comercializada como uma escolha saudável, ao passo que a manteiga virou a vilã da história, e as pessoas estão *até hoje* apegadas ao medo da gordura saturada por causa dessa desinformação.

A manteiga contém muitas coisas que nos protegem de doenças. É a melhor fonte de vitamina A, necessária para uma tireoide e suprarrenais saudáveis; contém vitamina E, lecitina e selênio. É boa para a imunidade, artrite e intestino, e talvez, inclusive, contra o câncer. Seus ácidos graxos de cadeia curta e média protegem contra patógenos e têm fortes efeitos antifúngicos e antitumorais. Na verdade, é difícil escolher *qual* das milhões de vantagens tenho a dizer sobre a manteiga, acredito nela de verdade, especialmente naquela bem amarela, feita com leite de vaca criada a pasto, em processo humanizado.[39]

A gordura é muito importante para a função hormonal, e essas gorduras animais e lácteas há muito difamadas contêm ácido butanoico, que é protetor e restaurador de nossos intestinos e ajuda na síndrome metabólica, resistência à insulina e inflamação.[40] E, por essa lógica, o queijo é um alimento saudável. Não, não precisa me agradecer.

Se você é vegetariano ou vegano, obviamente não precisa comer manteiga ou gordura animal só porque estou dizendo que é saudável (eu também fui vegetariana e vegana por um tempo). Obviamente, a prática de dizer foda-se à dieta não é a favor de você se forçar a comer qualquer coisa *porque* é saudável. Mas eu *incentivo* pessoas que fazem dieta e que comem de maneira disfuncional ou são vegetarianas e veganas a serem honestas consigo mesmas e se perguntarem por que comem da maneira que comem.

Afinal de contas, isso é tudo que podemos nos perguntar: *por que fazemos as coisas que fazemos?* A esta altura, já lhe dei razões científicas para sua necessidade de carboidratos, açúcar e gordura em abundância. Portanto, *por que você ainda tem medo de bolo?*

JOGUE FORA SUAS BARRINHAS DE PROTEÍNA

Tudo bem, pode ficar com suas barrinhas de proteína se gostar delas, mas neste passo você vai vasculhar sua cozinha, despensa e geladeira, e se livrar da comida que tem só porque acha que "deveria ter", mas que não gosta de comer. O objetivo é prático e simbólico.

Se você acha que jogar fora sua comida "saudável" ou diet é um desperdício, pode só anotar as coisas que comprou porque lhe disseram que eram saudáveis, mas que não gosta de comer. E nunca mais as compre de novo.

Mas voto para que você se livre delas. Jogue tudo fora ou doe para uma pessoa em situação de rua. Mas não sei dizer se isso é generoso ou cruel.

EM DEFESA DO SAL

Quando comecei a fazer dietas restritivas no ensino médio, ouvi dizer que podia suprimir o apetite bebendo muita água. Então, eu *bebia muita água porque seguia muito bem os conselhos das dietas.* Eu me enchia de água. Era capaz de virar uma garrafa inteira sem parar para respirar. Eu era uma *incrível bebedora de água.* Mas comecei a ficar com cada vez mais sede. Bebia mais água do que qualquer pessoa que conhecia e sentia muito *mais sede* que qualquer um. E fazia xixi *o tempo todo.* E pensava: "Olhe só para mim! Toda responsável com xixi clarinho!"

Ficava animada por beber tanta água e tão regularmente, mas estava acabando com minha vida. Não conseguia assistir a um filme sem me levantar *pelo menos* uma vez. Fazia xixi o tempo todo, estava sempre com sede e, lógico, invariavelmente com fome. Mas eu estava seguindo as instruções, seguindo uma dieta boa e cheia de água!

Fiz isso durante dez anos e, ao que parece, isso causou uma hidratação excessiva, o que leva a uma espécie de *desidratação,* porque você elimina constantemente eletrólitos e minerais, que são essenciais para o funcionamento de quase todas as partes de seu corpo. Eu vivia com sede, mas continuava bebendo mais água pura, o que eliminava ainda mais eletrólitos. A cura não é mais água, e sim mais minerais — especificamente sal.

Essa percepção sobre a água aconteceu ao mesmo tempo em que minha prática de dizer foda-se, de modo que comecei a beber água com suco e sal para tentar me reidratar. Na verdade, isso acabou sendo uma experiência profunda, porque me forçou a aceitar que minha obsessão por água pura talvez estivesse me matando. Tinha tudo a ver com o conceito de que *precisamos de comida, eletrólitos, sal, açúcar, minerais, vitaminas e nutrição*, e não nos lavar por dentro com H_2O pura. A solução é *se nutrir*.

O legal é que a correlação entre sal e hipertensão também se baseia em dados científicos errôneos. Como o biólogo molecular Morton Satin disse:

Após a Segunda Guerra Mundial, quando a refrigeração começou a substituir o sal como o principal meio de preservação de alimentos, o consumo desse mineral nos Estados Unidos (e um pouco mais tarde em outros países) caiu drasticamente para cerca da metade, ou seja, nove gramas (1,8 colher de chá) por dia e, com base em dados da medição de sódio urinário, permaneceu estável nos últimos cinquenta anos. Nesse período, as taxas de hipertensão aumentaram.[41]

O drama do sal é só isso: *drama*. Precisamos de sal. É um nutriente vital e necessário para o metabolismo celular normal. É necessário para o funcionamento de nosso sistema nervoso e dos sucos gástricos, para neutralizar os patógenos de origem alimentar, para o líquido extracelular, nosso sangue e plasma. Não comer sal suficiente faz com que nosso corpo entre em modo de economia de sódio, que ao longo do tempo leva a — você adivinhou — *inflamação*, incluindo resistência à insulina, doença metabólica, doença cardiovascular e perda de cognição.[42] O especialista em saúde funcional Chris Kresser afirma:

Animais em verdadeiro estado de deficiência de sódio procuram alimentos salgados e frequentemente consomem muito mais sódio do que o necessário, para restaurar a homeostase. Essas mudanças comportamentais em resposta à ingestão inadequada de sal demonstram ainda mais a importância biológica desse mineral na alimentação.

Como parte de um estudo mundial sobre ingestão de sal e pressão arterial, denominado *Intersalt*,[43] o povo Yanomami, originário da floresta amazônica, foi estudada para tentar provar que a ingestão elevada de sal causa hipertensão. Os Yanomami têm uma ingestão *muito baixa* de sal, o que o estudo *Intersalt* correlacionou com a pressão arterial baixa deles e ausência de doenças cardiovasculares. Mas isso é só uma correlação. Portanto, qual é nosso objetivo com a redução de sal? Chris Kresser se manifestou sobre o estudo *Intersalt*: "Quando se compara a expectativa de vida média à ingestão média de sal dos países, a tendência mostra que o consumo mais alto de sal está, na verdade, correlacionado a uma expectativa de vida maior". Bumm![44]

Basicamente, a maioria das coisas que você já ouviu sobre dieta está errada. Por isso, fico feliz por dizer que você pode e deve comer sal. E assim como em outros aspectos de seu apetite, pode confiar que, quando ingerir *sal demais*, ansiará por água, e vice-versa.

Mas não se desespere. Lembre-se: se notar que está urinando demais, beba água mineral ou coloque sal marinho, eletrólitos ou outros minerais nela. Essa também é uma boa desculpa para beber sucos. Não, não precisa me agradecer.

EM DEFESA DA COMIDA "PORCARIA"

Não se preocupe, não é aqui que digo que alguns alimentos são melhores que outros. Nosso objetivo é sempre a neutralização da comida. Esta parte é para pessoas que *não conseguem parar de julgar certos alimentos*. É para quem não consegue se livrar das coisas assustadoras que aprendeu sobre certos ingredientes ou aditivos, ou ainda tem medo de coisas que considera "porcaria". Não estou dizendo para você começar a julgar a comida, e sim para se informar sobre a comida que já julga.

Não fique obcecado tentando só comer coisas "limpas" e "saudáveis". Sem dizer que "saudável" significa coisas diferentes para corpos diferentes. Portanto, é *menos* importante entrar em detalhes sobre o que é "saudável", e *mais* importante falar sobre a repulsa e o julgamento obsessivo da comida "porcaria". E quando digo "porcaria", me refiro à comida que *você* considera porcaria.

Sou totalmente a favor de que você coma os alimentos orgânicos e nutritivos que queira, deseje e curta, mas aderir *obsessivamente* a uma dieta alimentar integral enquanto pratica dizer foda-se às dietas é... Bem, simplesmente não é dizer foda-se às dietas. Você só vai arranjar estresse e problemas se tentar fazer as coisas desse jeito. Além disso, a maioria das pessoas não tem dinheiro para comprar alimentos orgânicos diretamente de uma fazenda — mas podemos guardar isso para outro livro e retomar a alimentação disfuncional.

Há uma grande diferença entre querer certa comida porque você realmente tem vontade de comê-la e desejá-la porque está obcecado por ela e tem medo da alternativa. Medo, *estresse* e obsessão sempre serão obstáculos. A obsessão por alimentos saudáveis não é saudável. Seu medo de comer "porcaria" não faz bem a você. Jamais fez.

Se você está empacado no hábito de julgar comida porcaria, em vez de achar que vai mudar seus medos e crenças alimentares da noite para o dia, talvez fosse melhor e *mais saudável se permitir comer* tudo que ainda considera porcaria. Até a pior delas. Você pode comer porcaria pelo resto da vida, e digo isso do fundo do coração. Não só você tem permissão para ingerir isso, como também pode comer muito, curtir e perceber que *ainda assim* vai *prosperar* — mesmo comendo alimentos que não considera saudáveis. Porque até Cheetos o manterá vivo em tempos de fome.

O que quero dizer é: *coma. Nutrição não é tão preto no branco.* Seu corpo acabará aprendendo a dizer o que ele aguenta ou não. E quanto ao termo "porcaria": *até os alimentos que mal conseguimos defender fazem parte do foda-se a dieta porque... foda-se.*

114 | F*DA-SE A DIETA

O perfeccionismo alimentar não nos leva a lugar algum. O estresse causado pelo que ingerimos é indiscutivelmente pior que a própria comida. Foi demonstrado que o estresse muda a microbiota intestinal,[45] pode interromper ou retardar a digestão e aumentar a inflamação.[46] O revestimento do intestino é, literalmente, uma parte do sistema nervoso, e todos os processos do corpo estão interligados. O estresse afeta fisicamente seu corpo, seu sistema nervoso e suas funções e processos corporais.

Por outro lado, em circunstâncias mais tranquilas, nosso corpo está equipado para extrair o que há de bom nos alimentos e descartar o que é ruim. Isso já é motivo suficiente para simplesmente se render durante esse processo e se permitir comer qualquer coisa que queira: "integral", "porcaria" ou algo intermediário.

Meus amigos do ensino fundamental e médio cresceram comendo salgadinhos, biscoitos recheados e cereais cheios de açúcar, enquanto eu comia arroz e feijão orgânicos, requeijão vegano de tofu, sanduíche de pasta de amêndoas, geleia orgânica e pão sírio integral, e adivinhe quem acabou tendo problemas de saúde? Eu. Não culpo o que eu comia; só estou dizendo que saúde é algo muito mais complexo que vai além do que comemos e as porcarias que evitamos.

As porcarias não vão estragar sua vida. Na verdade, analisando o todo, elas permitirão que você desista de lutar contra, que pare de ter tanto medo da comida e, por fim, ouça o que seu corpo realmente quer. Muitas vezes, pode ser uma bela comida caseira, cujos ingredientes vieram de uma fazenda diretamente para a sua mesa. E às vezes pode ser uma deliciosa porcaria artificial.

PORCARIA DIET

Veja bem: você pode comer o que quiser até o fim dos tempos, mas vou argumentar contra os alimentos diet. Por que comeríamos isso? Afinal, estamos tentando alimentar nosso corpo com calorias *de verdade.*

Comida diet reforça a ideia de ingerir "alimentos sem calorias". São criados em laboratório e comercializados com a promessa de oferecer saúde e perda de peso. Mas é uma farsa. Há evidências de que quando você come adoçante (aspartame, sacarina etc.) seu corpo pensa que está recebendo açúcar e libera insulina; como não há açúcar para usar, isso é contraproducente. Pode causar hipoglicemia, alta de hormônios do estresse etc.

Eu *poderia* argumentar que, por definição, comida diet não tem lugar na prática de dizer foda-se, porque estou tentando levar você a um mundo onde aceitaremos nos encher de calorias de verdade, e não de alimentos com baixo teor calórico. Mas este é o momento de dizer foda-se à dieta, e se eu lhe disser "não beba refrigerante diet" estressarei você. Pelo amor de Deus, você pode fazer o que quiser! Mas recomendo que você seja honesto consigo mesmo: *por que* quer manter refrigerantes diet em sua vida? *Por que* passou a beber refrigerante diet?

Algumas pessoas afirmam que gostam do sabor, mas como uma pessoa que bebia uns cinco refrigerantes diet por dia, eu questiono isso. Uma de minhas alunas *jurava* que adorava Sprite diet, mas acabou percebendo que tê-lo na geladeira ainda era um sinal de que tinha esperanças de emagrecer.

Muitos acham que adoçante tem um gosto horrível! Mas você é quem manda. Faça o que quiser.

PUREZA NÃO EXISTE

Quando eu tinha 14 anos, fui diagnosticada com síndrome do ovário policístico, uma síndrome hormonal e metabólica que costuma estar associada à resistência à insulina e ganho de peso. Basicamente, não se sabe o que causa isso e não tem cura, de modo que os médicos mandam as mulheres fazerem dieta. Meu médico me disse para tomar cuidado com os carboidratos, fazer exercícios e não engordar. Segui os conselhos dele e tomei uma decisão: *vou fazer isso desaparecer se fizer direito. Vou emagrecer, comer perfeitamente e me curar.*

116 | F*DA-SE A DIETA

Imaginei que precisava limpar meu corpo de carboidratos, de alimentos ruins e me livrar da gordura corporal, obviamente prejudicial à saúde.

E caso você esteja se perguntando se deu certo: foi um desastre total, que durou uma década. Isso me levou diretamente a mais compulsão e a me sentir *ainda pior* comigo mesma. Fiquei obcecada por pureza e nada era bom o suficiente — os alimentos nunca eram puros o bastante e meu corpo nunca estava limpo o suficiente.

Isso se chama ortorexia: obsessão com a pureza dos alimentos. Muitas vezes acontece junto com restrição calórica e obsessão com o peso, mas tudo isso é o maldito transtorno. É muito comum e pode facilmente passar como opção por uma "vida saudável". É fácil enganar *a si mesmo* quando se é ortoréxico e se convencer de que está só preocupado com a saúde. Mas obsessão nunca é saudável.

Não tem certeza se isso descreve você? Usemos um parâmetro rápido: se o que você faz causa estresse, pânico ou obsessão, não vale a pena e não está funcionando. Ao dizer foda-se para as dietas, comer porcaria é especialmente curativo para pessoas obcecadas em purificar sua alimentação.

Permitir-se comer porcaria é como um remédio para a mente. É como uma terapia cognitivo-comportamental para ortoréxicos. Você precisa aumentar sua tolerância e desenvolver neutralidade em relação aos tipos de alimentos que antes o assustavam. Enquanto não fizer isso, sua ortorexia continuará ali nas sombras exercendo poder sobre você.

Ter medo de comer "porcaria" (seja lá o que *você* considere que isso seja) só vai tornar sua vida mais miserável do que o necessário. É impraticável. Você vai se deparar com porcaria neste grande mundo ruim e, a menos que queira ser dominado pelo medo irracional a cada passo, vale a pena superar isso. A pureza não existe de fato; portanto, pensar assim é equivocado e baseado no controle e no medo.

Se você passou por um problema crônico de saúde, eu entendo você. Alguns corpos *podem mesmo* ficar sobrecarregados de metais pesados, produtos químicos e tudo o mais, e cada um tem suas fraquezas; mas o modelo de pureza não funciona mesmo assim. É simplesmente impossível. Não é assim que o corpo, a saúde e a comida deveriam funcionar. Portanto, temos que reformular nossa maneira de ver a saúde.

Antigamente, se alguém colocasse seu nacho impuro em meu guacamole puro, *tudo pelo que eu havia me esforçado tanto para conseguir com minha alimentação miserável, obsessiva, pura e perfeita iria por água abaixo. Por causa de todo esse esforço, minha saúde provavelmente melhoraria muito em breve, mas aquele nacho impuro estava estragando tudo.* Aquele nacho me levaria a um colapso e ao consequente pânico.

Eram esses tipos de dietas tudo ou nada que também pareciam prometer que, uma vez que seu corpo estivesse "consertado" — por meio da pureza e da alimentação perfeita —, você chegaria a um ponto em que não ficaria mais obcecado por comida. A pureza o purificaria. Ela o curaria, eliminaria todos os seus desejos, e a compulsão alimentar e apetites desapareceriam.

Mas isso não funciona. *Não tem* que funcionar. Porque os desejos e apetites são humanos, assim como as emoções, e, em ambos os casos, tentar suprimi-los vai sair pela culatra e nos deixar mais obcecados que nunca.

VOCÊ NÃO PRECISA FAZER DETOX COM SUCO VERDE

Meu acupunturista me disse certa vez: "Esqueça a 'desintoxicação'. Consegue reformular isso e ver a saúde como uma forma de 'dar suporte' a seu corpo, fígado ou hormônios?"

Precisamos mudar nossa maneira de ver a saúde: vê-la como algo que *dá suporte e nutre* o corpo, e não que o purifica. Você ficará muito melhor se começar a dar suporte a seu corpo para trabalhar, movimentar-se e descansar — para que seu sistema de desintoxicação natural possa agir.

Coma o que for nutritivo e deixe seu estômago e seus desejos satisfeitos. O objetivo é sentir-se bem e saciado. Às vezes, pode ser um biscoito, de fato, como também sopa, macarrão à bolonhesa ou salada de espinafre e tudo o mais entre esses dois.

Em uma mentalidade restritiva, a ideia de "eliminar" certos alimentos ou ingredientes se torna rapidamente um transtorno. A solução é *acrescentar* alimentos, não *tirar*. Lembre-se de que seus desejos são a maneira perfeita de descobrir o que vai nutri-lo.

Por exemplo, se acha que sua digestão precisa de ajuda, que tal acrescentar alimentos curativos e probióticos, em vez de restringir o cardápio? Se deseja ou precisa de mais verduras, inclua algumas em seu prato e não em um copo, na forma de suco detox.

A verdade é que você pode fazer o que quiser: comer como quiser, acrescentar ou tirar do prato qualquer alimento que deseje. É sempre você quem manda — dia a dia, refeição após refeição. Se um determinado alimento não faz você se sentir bem, você tem todo o direito de evitá-lo ou de fazer experiências com ele. Mas peço que repense o que aprendeu sobre alimentação e saúde. Comece se dando conta de que menos nem sempre é mais. Às vezes, menos é menos mesmo.

Na verdade, você precisa de alimentos variados e de calorias para dar suporte à sua saúde (inclusive hormonal), à desintoxicação e recuperação do seu metabolismo, aos ossos, músculos, cérebro, e a prover sua movimentação neste mundo. Comece a se nutrir e deixe que isso tenha o significado que tiver para você.

TANTAS, TANTAS REGRAS NAS DIETAS

Você acredita que doces vão direto para seus quadris? Que os ovos têm muito colesterol? Que tal fruta tem muito açúcar? Ou que não devemos comer três horas antes de ir para a cama e que o glúten está *matando todo mundo*?

É preciso fazer um balanço de tudo o que esses regimes e livros de dieta causaram em você. Essas regras e mitos são o motivo de você ter enlouquecido com comida, e eles continuam inconscientemente martelando no fundo do seu cérebro. São parte da razão de você andar comendo demais; mas nada disso pode permanecer em sua vida. Recentemente, uma cliente me contou como descobriu que sua relação com a comida se refletia em sua vida:

Pensar em regras alimentares me faz refletir sobre "regras" da vida que internalizei... Por exemplo, sempre me ensinaram a terminar o que começasse (limpar meu prato). Estou começando a pensar que desenvolver uma mentalidade saudável em relação à comida me ajudará a fazer o mesmo em relação à vida. Existem muito mais sobreposições do que eu imaginava.

É provável que você perceba isso também. Assim que começar a desvendar as regras que aplica quando come, perceberá que também segue um milhão de regrinhas em todas as áreas de sua vida. É muito útil saber o que se esconde no seu inconsciente e lançar luz sobre ele para que nada possa controlar você lá da escuridão.

VELHAS REGRAS DAS DIETAS

Primeiro, faça uma lista de todas as dietas que você já fez, independentemente da duração.

A seguir, quero que liste todas as regras que essas dietas implantaram em seu cérebro.

Depois, faça uma lista de "regras diversas" que você aprendeu com suas tias, na internet ou via propagandas de iogurte.

Por último, escreva um contra-argumento para cada uma. Depois pode queimar esse papel, ou ser menos dramático e só escrever no final, algo como "Tchau, querido." E depois queime o papel.

"E QUANTO À MINHA SAÚDE?"

Você não precisa abrir mão da saúde, mas este livro lhe pede que a redefina, repensando a maneira como você procura por ela e o papel que o peso e a comida desempenham na sua vida. Estou pedindo que leve em conta a possibilidade de ter se concentrado nas coisas erradas em sua busca pela saúde. Por exemplo, as "doenças relacionadas ao peso" podem não ser mesmo *causadas* pelo peso; é mais provável que sejam males relacionados ao *estresse* — e fazer dieta é uma das maneiras mais eficientes de manter nosso corpo em estado de estresse.

Ter um relacionamento disfuncional com a comida *não é* saudável. Dieta, restrição e efeito ioiô não são bons para você no longo prazo. Portanto, no nível mais básico, dizer foda-se para a dieta tem como objetivo melhorar não apenas sua saúde física, como também a mental, emocional e espiritual.

Saúde é algo complicado e possui muitos fatores contribuintes cheios de nuances, mas viver em um estado metabólico suprimido só a prejudica e altera sua capacidade de se conectar com seu corpo e com o verdadeiro apetite. Peso mais baixo não significa mais saúde automaticamente, e vice-versa. Mudar essa associação é virar a mesa. Lembre-se de que pessoas com mais peso podem ser perfeitamente saudáveis e que a gordura extra pode até ser *protetora* durante a recuperação de uma cirurgia. Na verdade, pacientes com maior IMC ("acima do peso") têm menor probabilidade de morrer depois de cirurgias cardíacas e tendem a viver mais.[47] *Saúde* significa ouvir seu corpo. E o *único* objetivo de dizer foda-se às dietas é normalizar isso na sua relação com a comida para que você possa, um dia e *facilmente*, ouvir o que quer e o que precisa.

Mas ouvir seu corpo é quase impossível quando o metabolismo está debilitado e você teme a maioria dos alimentos. Você consegue ouvir seu corpo pedindo aos gritos, indiscriminadamente, por mais calorias? Como pode fazer o que ele quer se critica 95% dos alimentos que existem e tem mais medo de engordar que de qualquer outra coisa? Não pode. Sua alimentação nunca será intuitiva de verdade desse jeito. Se o que você quer é saúde e dar a seu corpo o que ele precisa, encontrará a solução *ao fim* dessa jornada.

Comece a dizer foda-se à dieta e, pouco a pouco, seu corpo falará mais e mais, e você o escutará melhor e mais alto durante sua busca pela saúde que deseja, sem estresse, confusão e obsessão com comida e magreza.

Uma de minhas alunas, Celeste, disse:

No começo, eu só queria comidas pesadas; um dia, de repente, desejei o frescor de uma salada crocante. Fiquei muito surpresa. Nunca havia realmente desejado uma; na verdade, estava tão farta delas que mal conseguia engoli-las. Agora, descobri que meus desejos são vastos e variados, e eu como quando estou com fome. É ótimo!

A saúde de muitas pessoas melhora depois que elas eliminam todas as regras alimentares. Minha aluna, Carrie, me contou sobre a mudança em sua saúde depois de dizer foda-se à dieta. "Há meses venho lutando contra o colesterol alto e preciso mudar os remédios e a dieta constantemente", escreveu ela. "Desde o início da prática, como tudo que quero, independentemente do 'suposto' impacto em meus níveis, e agora... são os melhores de todos os tempos! Estou emocionada e me sentindo incrível!" É lógico que essa não será a experiência de todo mundo, mas às vezes o corpo só precisa que confiemos nele.

Ninguém conhece a dieta mais saudável. Tive médicos e nutricionistas que me prescreveram dietas totalmente conflitantes. Um me disse para seguir a paleo — alto teor de gordura, muita carne, baixo teor de carboidratos, nenhum grão, nenhuma fruta e absolutamente nenhum carboidrato *com* proteína para melhorar a digestão. Outro me disse para comer muitos grãos integrais e proteínas magras, enfatizando a importância de sempre comer carboidratos *com* proteína para ajudar o açúcar no sangue. Um me disse para investir em frutas e

122 | F*DA-SE A DIETA

vegetais e ser vegana. Outro, para comer segundo meu tipo sanguíneo e não consumir glúten.

Isso é absurdo. Se você listar todos os alimentos *ruins* de cada dieta prescrita por médicos, verá que *todos os alimentos são ruins*. E o inverso também é verdadeiro. Só que dessa forma você vai acabar enlouquecendo ao tentar conciliar todas as regras que existem e os conselhos que recebeu.

Quando você se convence de que determinada dieta é inequivocamente a certa, surge um cientista que tem absoluta certeza de que o oposto é verdadeiro. Já ouvi pessoas alegarem que a dieta vegana curou seus desequilíbrios hormonais, e outras que alegavam que a dieta vegana foi a causa do problema. Não existe uma verdade absoluta sobre dietas, porque outras coisas além dos próprios alimentos afetam nossa saúde e a maneira como os digerimos e processamos. E concluir que existe uma dieta perfeita para humanos que habitam lugares incrivelmente variados em todo o mundo... *pffff*. Esqueça as mais recentes verdades alimentares. Pense na alternativa: que você precisa de coisas diferentes em dias diferentes e durante diferentes fases de sua vida.

A saúde é muito mais complicada e holística que uma simples equação matemática. Fomos levados a acreditar que peso e alimentação são os principais fatores que determinam nossa saúde, mas isso não é verdade. A escritora Melissa Fabello, ph.D. em estudos de sexualidade humana, afirma:

A medicina ocidental hipermedicaliza a saúde — o que parece sensato à primeira vista, mas só porque fomos socialmente preparados para acreditar que nosso corpo deveria operar como uma máquina e que, com um pouco de sintonia fina dos médicos, podemos viver uma vida longa e saudável. Mas não. Nossa saúde não é determinada apenas pelo que acontece em nosso corpo físico... Portanto, precisamos pensar mais amplamente sobre isso. A medicina é legítima, mas também é limitada.[48]

Também quero apontar algo que pode parecer meio controverso: você não tem que dedicar sua vida à saúde e à cura total e completa. E digo isso como alguém que *dedicou* a vida à cura. Meu corpo batalhava — genética, ambiental, emocional e fisicamente. E durante muitos anos eu fiz dieta para tentar melhorar todo o conjunto, e isso só piorou tudo. Culpei a mim mesma por toda essa luta pela saúde, mas não era culpa minha, e quando acabei percebendo isso, foi muito libertador. A enorme pressão e culpa que pus sobre mim mesma por *não ser saudável* o bastante foi extremamente debilitante. Nem todo mundo vai se identificar com a luta contra problemas crônicos de saúde, mas se for seu caso, quero eximi-lo também. Você já tentou. Você se preocupa. Mas algumas questões são difíceis de entender e não estão totalmente sob nosso controle. E algumas mazelas a pizza *pode mesmo* curar. A vida é cheia de mistérios.

Você *não tem* que descobrir tudo. E se saúde mental e qualidade de vida forem o preço a pagar pela saúde física, isso será mesmo saúde? E vai durar?

Para mim, o ato de dizer foda-se às dietas sempre foi apenas o passo lógico seguinte na jornada em direção a uma saúde completa. Fui tão militante em minha dieta durante tanto tempo que, quando aprendi o que as restrições fazem aos hormônios do estresse, ao metabolismo e à saúde mental, além dos efeitos curativos dos demonizados carboidratos e açúcar, entendi como anos de regime prejudicaram minha saúde em vez de melhorá-la.

Acredito de verdade que interromper a restrição é melhor para sua saúde mental, física e metabólica, além de fazer subir os níveis de absorção de nutrientes e baixar os de inflamação. E não só isso: o corpo vai falar com você, se parar para alimentá-lo, habitá-lo e ouvi-lo.

Se você estiver apavorado para dar um passo à frente, um nutricionista que seja bem versado em "saúde em todos os tamanhos" e na recuperação pós-dietas obsessivas ou transtornos alimentares vai poder ajudá-lo. E atenção: muitos profissionais também têm problemas

124 | F*DA-SE A DIETA

alimentares e preconceitos em relação a peso; portanto, procure um nutricionista que ajude e não atrapalhe ainda mais esse processo. Seus desejos são soberanos.

"MAS EU SOU UM COMEDOR COMPULSIVO!"

Muitas pessoas pensam que sua compulsão as torna uma exceção: *Entendo que as pessoas que passaram por restrições precisam se concentrar em comer, mas eu como DEMAIS, não de menos. Como compulsivamente.*

Pois a verdade é que a maioria das pessoas que faz dieta também é compulsiva. Eu era compulsiva, e 95% dos meus leitores e alunos que me acompanharam durante todos esses anos também o são. Este livro foi escrito para compulsivos, não para pessoas com anorexia. Vejo os transtornos alimentares como um espectro; a anorexia e a bulimia estão em uma extremidade, e uma alimentação neutra e fácil (nosso objetivo) está na outra. Dizer foda-se à dieta se destina a ajudar "comedores disfuncionais" que estão entre um extremo e outro. Comedores disfuncionais são os que alternam entre dietas e compulsão alimentar ao longo da vida, e aqueles que fazem dieta casual. Isso não quer dizer que este livro não possa ajudar pessoas com anorexia e bulimia, mas quem se recupera dessas doenças em geral precisa de apoio profissional. Repito: se você sofre de qualquer tipo de restrição extrema ou autoagressão, por favor, por favor, procure ajuda.*

Eis a grande questão: comedores disfuncionais têm transtornos alimentares? Honestamente, acho que depende de como você define isso; mas se pedir minha opinião, eu diria que *sim*, porque essas pessoas se encontram em algum ponto do *espectro* dos transtornos alimentares.

Mas para as pessoas que se identificam como comedores compulsivos, esse é o problema: elas pensam que a cura para a compulsão ali-

---

* Os hospitais ligados às universidades federais mantêm ambulatórios voltados para o problema através do Programa de Tratamento de Transtornos Alimentares (Protal), serviço complementar do Sistema Único de Saúde (SUS). (*N. do R.*)

mentar é mais controle, sem entender como a restrição as está afetando. A maioria dos comedores compulsivos acha que tem o transtorno da compulsão alimentar periódica, que ela acontece no vácuo e que "fazer dieta de uma forma melhor" será a cura — *mas isso é restrição.* Se estiver com medo de ter transtorno da compulsão alimentar periódica, eu digo que provavelmente você não o tem: ele é extremamente raro e, em geral, resultado de transtornos congênitos que não permitem sentir saciedade, nunca.[49] Se você já fez regime de restrição ou algum outro tipo de dieta restritiva, por definição não tem TCAP. Sua compulsão alimentar é quase certamente um transtorno reativo,[50] em resposta a dietas ou restrições anteriores. Um corpo que se empolga depois de ter passado por uma dieta é um corpo que quer sobreviver, mesmo que a dieta dure só metade do dia.

Kim, uma aluna minha, disse:

Eu pensava que tinha uma parte inconsciente que sempre se empanturraria se tivesse oportunidade, e que por isso eu precisava estar em alerta constante *e* atenta o tempo todo. *Acreditava que comer coisas modernas, com aditivos viciantes, também fazia parte de meu problema de compulsão alimentar. Em resumo,* durante anos *fui* pseudointuitiva *ao comer, fingindo ouvir minha fome, mas sempre tentando conter meu "comer em excesso". Depois de dizer foda-se à dieta, permitir-me todos os alimentos e acabar com* meu medo *de comer demais... Isso não é mais um problema; era, quando se autoperpetuava. Nem comida com aditivos têm poder sobre mim agora... Isso simplesmente não importa mais. Estou impressionada.*

O ato de comer compulsivamente não é o modo de sobrevivência que deu errado — na verdade, é o modo de sobrevivência que *deu* certo. Mas enquanto lutarmos contra isso, *sentiremos* que algo está muito errado. Portanto, a prática do foda-se a dieta *definitivamente* se aplica a você caso seja um comedor compulsivo. Seu corpo está em um estado reativo que só pode ser curado se for alimentado.

O QUE FAZER DURANTE UM MOMENTO DE COMPULSÃO ALIMENTAR?

Se você está preocupado com a alimentação emocional, não está sozinho. A maioria das pessoas tem certeza de que é comedora emocional *ou* que tem transtorno da compulsão alimentar periódica. E também costuma pensar que os dois problemas são a mesma coisa. Falaremos muito mais sobre alimentação emocional *logo*, *logo*, mas não é o mesmo que comer compulsivamente. Uma comilança é nossa reação maníaca e de pânico à restrição. É comer pensando *sou capaz de devorar o mundo inteiro*, e é resultado da dieta e do estado de fome. Mas saber isso não ajuda no meio da compulsão. Então, *o que fazer* se estiver em um momento de compulsão alimentar? O que fazer durante essa sensação horrível de perder o controle, de se empanturrar, nesse frenesi alimentar maníaco, raivoso e compulsivo?

A resposta é reformular a coisa toda.

Primeiro, pare de resistir. Quando você resiste, perpetua o ciclo e entra em pânico. *AH, NÃO, estou COMENDO COMPULSIVAMENTE!? Eu não deveria ser um COMEDOR COMPULSIVO!!*

Você está tornando muito mais difícil sair do ciclo opressor, maníaco e compulsivo. Uma vez que deseja que a comilança pare, acrescenta mais pressão e restrição mental — o que torna a compulsão ainda pior. *Estou fazendo algo errado. Isso não é bom!* Sei que parece um jogo mental bobo, mas, na verdade, é o paradoxo de abandonar a resistência. Uma vez que decide que o que está acontecendo não deveria acontecer, você pira. E se pirar, está ferrado. Rotulará e demonizará sua resposta natural à restrição, e não uma resposta mais inócua: *Veja só, vou comer um banquete incrível no meio da noite. O que será que ainda estou me negando?*

Você pode inclusive renomear o ato de comer compulsivamente. Chame-o do que quiser: banquete, obsessão por causa da fome, não importa; só precisa entender que o que está acontecendo é bom e até mesmo *útil*. É importante que você lembre que querer comer muito é normal, importante e permitido. Portanto, sente-se, desacelere e divirta-se.

O objetivo de desacelerar não é necessariamente comer *menos*, e sim se render e se permitir comer. Não vou dizer para você mastigar a comida devagar e tomar um gole de água entre cada mordida e tentar se encher de aipo ou o que você costumava fazer quando estava comendo compulsivamente, porque isso é absurdo e, possivelmente, um tipo de restrição. Foda-se isso.

Estou dizendo para você se sentar, desacelerar e aproveitar o momento para *provar* a si mesmo que tem permissão para comer. Sempre. Você pode comer *tanto quanto* comeria se isso ainda fosse considerado uma compulsão, mas de forma lenta, para não esquecer que tem permissão para isso.

É sério. O objetivo aqui NÃO é parar de comer, pelo contrário, porque comer é a única maneira de chegar a um ponto em que você *possa* comer e não sentir que perdeu o controle. Quando você se permite sentar, comer de verdade, sem pressa de acabar, sem se empanturrar porque "amanhã não poderei comer assim", e sem pensar *Por que ainda estou FAZENDO isso?!?!*, garanto que será revolucionário. Neste admirável mundo novo, sua fome é sua amiga. Então coma, caramba!

DIZER FODA-SE À DIETA NÃO CAUSA OBESIDADE?

> *Se quisermos mesmo abordar a "epidemia de obesidade",*
> *o jeito de fazê-lo é com respeito.*
>
> Michelle Allison, *The Fat Nutritionist*

Pessoas com medo de engordar *sempre* perguntam: "Se comer é a solução, por que as pessoas engordam 150 quilos ou mais? A obesidade não é causada por uma versão do foda-se a dieta?"

Não. As faixas de ajuste de peso são algo complicado e complexo, e dependem de muitos fatores. Em muitos casos, elas são ditadas pela genética, às vezes herdadas de ancestrais que sobreviveram à fome. Também pode ser sintoma de desequilíbrios hormonais, da tireoide ou mais sistêmicos, que na maioria das vezes são ambientais e genéticos — o que restrição alimentar e vergonha nunca vão curar. Os pontos de ajuste de peso mais alto também são, indiscutivelmente, causados por *subnutrição* e metabolismo suprimido, o que é perpetuado por dieta, restrição e a alternância entre uma e outra.

Mais importante ainda é que as faixas de ajuste de peso são mais poderosas que sua força de vontade. Portanto, lutar contra a sua só vai causar mais sofrimento e fome. É importante lembrar que fazer dietas restritivas é a maneira mais segura de bagunçar seu metabolismo e elevar sua faixa de ajuste de peso.[51] Essa é a grande tragédia: aquilo que nos mandam fazer para tentar "nos salvar" é justamente o que faz tudo girar cada vez mais fora de controle.

Além disso, as palavras *obesidade* e *sobrepeso* também fazem parte do problema. Tentar assustar e envergonhar as pessoas para que emagreçam não é só ineficaz, como também prejudicial para a relação das pessoas com a comida, o próprio corpo, a autoestima *e a saúde*. O estigma do peso e a discriminação não estimulam as pessoas a se tornarem uma versão mais saudável e mais magra de si mesmas; pelo contrário, leva-as ao excesso de peso, a transtornos alimentares, sofrimento emocional e muito, muito estresse, que, com o tempo, prejudica a saúde.[52]

Nosso objetivo final é corrigir nossa relação disfuncional e viciante com a comida. Sei que isso vai contra tudo o que você já ouviu até aqui, mas a maneira convencional de fazer dieta não funciona *para nada do que queremos*. Não funciona com nossa alimentação e não funciona com nosso peso. Portanto, pense na ideia radical de que nosso corpo é confiável quando se trata de controle de apetite e peso. Na verdade, só temos que parar de atrapalhar.

"E SE EU TIVER MESMO UM PROBLEMA DE SAÚDE?"

Já sabemos que fazer dieta não é a solução para manter o peso no longo prazo. Apesar do que nos ensinaram e do que parece ser senso comum, dietas restritivas muitas vezes fazem o oposto do que prometem. Então, você está disposto a se abrir à possibilidade de que fazer dieta seja igualmente infrutífero para outros problemas de saúde?

Tem certeza de que seu problema de saúde particular requer uma dieta específica? Peço às pessoas que sejam bem honestas consigo mesmas. A menos que tenha doença celíaca, diabetes, uma grave alergia ou algo semelhante, uma dieta autoimposta (e em meu caso, sugerida por um médico) pode ser totalmente desnecessária, inútil e dificultar ainda mais sua capacidade de comer de maneira saudável e intuitiva *para você*.

Se os laticínios incomodam seu estômago, não digo que você deve ignorar isso e se forçar a tomar leite. Ninguém deve tentar se sustentar com alimentos que o fazem se sentir péssimo. Mas *digo* que o medo maníaco, perfeccionista e obsessivo de certos alimentos está nos mantendo em um ciclo vicioso, dando a essa comida muito poder e, potencialmente, causando problemas de saúde relacionados ao estresse. Se os laticínios fossem permitidos e neutros, você ouviria melhor o que seu corpo deseja e necessita para se sentir bem (*e* evitaria a possibilidade de problemas de digestão só pelo medo e estresse em si).

Minha aluna, Molly, é uma instrutora plus size de yoga e queria engravidar, mas estava tendo dificuldade há muito tempo. Seus médicos lhe disseram que, para engravidar, ela precisava evitar carboidratos e emagrecer. Ela é gorda e tem síndrome do ovário policístico, então, seus problemas hormonais foram atribuídos a seu peso e alimentação "imperfeita". Ela seguiu os conselhos, fez dieta e emagreceu um pouco (de um jeito sofrido e obsessivo, lógico). Ela comia *exatamente* o que seus médicos mandavam, mas, *ainda assim*, não engravidou. É óbvio que ela se culpou e presumiu que não estava fazendo nada direito, e que por isso não havia emagrecido "o suficiente".

130 | F*DA-SE A DIETA

Ela então começou a seguir a prática de dizer foda-se à dieta, dando suporte à sua resposta à insulina com certos suplementos, recomendados por seu nutricionista. Começamos a trabalhar juntas; ela aprendeu a comer o que queria e parou de tentar emagrecer. E adivinhe quem engravidou e agora tem um bebê saudável de um ano *sem fazer* a dieta low-carb prescrita pelo médico e sem emagrecer?

Aprender a amar e confiar em meu corpo é um processo... Quando olho para minha linda menininha, lembro que meu valor não depende de minha aparência, de meu peso ou de alimentos "limpos" e perfeitos. Estou feliz por poder ensinar a verdade a ela. Espero que, se alguém a pressionar a fazer dieta, ela diga com confiança: "FODA-SE!".

É lógico que a experiência de cada um é diferente, mas histórias de cura como essa são muito comuns. Por exemplo, Bridget achava que não podia comer laticínios, mas descobriu que *se tornou* intolerante quando deixou de ingeri-los. Agora ela come laticínios todos os dias e se sente bem.

Meredith foi instruída por seu médico a controlar a síndrome do intestino irritável através de uma dieta pobre em FODMAP (acrônimo para *Fermentable Oligo-, Di-, Mono-saccharides And Polyols*, que significa oligossacarídeos, dissacarídeos, monossacarídeos e polióis fermentáveis — moléculas encontradas em muitos, muitos alimentos que podem ser mal absorvidos por algumas pessoas). Durante quase dois anos ela seguiu uma dieta muito limitada. Restringiu trigo, açúcar, certas frutas e vegetais, laticínios e muito mais.

Agora percebo que posso comer quase tudo que quiser e que, na verdade, aquilo era só meu sistema digestivo se curando de um transtorno alimentar e de um problema gastrointestinal muito desagradável, combinado com muito estresse.

Já Kara me relatou:

Tive "problemas intestinais" por muito tempo. Tentei dietas de eliminação e tomava uns quatro medicamentos diferentes para controlar meus sintomas. Mas agora estou em remissão! Sabe como cheguei a isso? COMENDO. Mais comida, comida suficiente, todos os dias. Incrível, não é?

Intolerâncias alimentares existem, sem dúvida, e você nunca deve se forçar a comer coisas que lhe causem dor ou desconforto. Essa é a beleza do foda-se a dieta: você não precisa comer nada que o faça se sentir mal, seja porque simplesmente não quer ou porque lhe dá dor de estômago ou de cabeça. Portanto, estou lhe dando *permissão* para acabar com a culpa e o medo. Você não precisa comer perfeitamente. E, com o tempo, descobrirá que seu corpo pode encarar muito mais coisas do que você pensava.

Quem tem alergias alimentares graves ou diabetes também pode aprender a ouvir seus desejos e sua fome, sempre *dentro* das limitações impostas por esses problemas de saúde e depois de consultar um profissional de saúde em quem confie. Uma cliente minha é casada com um cirurgião; ele costuma dizer aos seus pacientes que eles precisam emagrecer antes de qualquer tratamento. Há pouco tempo ela lhe perguntou com que *frequência* as pessoas emagreciam e voltavam para serem tratadas, e a resposta dele foi: "Hummm... Nunca." Nunca. Isso significa que elas devem ter *tentado* emagrecer, não conseguiram e nunca mais voltaram; mas provavelmente continuaram tentando e entraram no efeito ioiô, que, como sabemos agora, é terrível para a saúde — ou encontraram um médico que as tratou como são.

Infelizmente, é muito comum que médicos tenham esse profundo preconceito em relação ao peso. Em vez de ajudar pacientes gordos como ajudariam os magros, insistem que não podem fazer nada enquanto a pessoa não emagrecer. Pacientes gordos costumam ouvir que seus problemas de saúde são culpa deles mesmos, que seu peso é a causa de todas as queixas, mesmo que ele não seja o responsável ou surja como um efeito colateral de problemas genéticos nas articulações, desequilíbrios hormonais ou alguma doença crônica.[53]

Se você tem um médico que se preocupa demais com seu peso, pergunte como ele trataria uma pessoa mais magra com o mesmo problema e insista em ser tratado da mesma maneira. Ou procure outro médico. É de seu interesse, no curto e longo prazo, encontrar um médico que dê suporte à sua saúde sem culpar seu peso por tudo.

Se estiver preocupado com sua saúde, lembre-se de que você não está trapaceando. Na verdade, está apenas aprendendo a comer e que não precisa evitar um alimento que uma revista disse que faz mal. Você está desafiando a hipótese de que o peso é a *causa* de todos os seus problemas de saúde.

PROCURE UM MÉDICO QUE SEJA NEUTRO EM RELAÇÃO AO PESO

Se tem medo de ir ao médico ou acha que o seu não está alinhado com sua nova maneira de se relacionar com seu corpo, você merece um profissional que trabalhe para e com você, seja você gordo ou magro. Procure um médico que lhe dê as mesmas opções, independentemente de seu peso. Você tem permissão para buscar a saúde sem se envergonhar do seu peso ou da sua alimentação.

» FERRAMENTA 2: DEITAR-SE

Eu não quero me "inclinar": quero deitar.

Ali Wong

Isso mesmo. Deitar.

Todos os dias, tire pelo menos dez minutos para se deitar. Depois do trabalho, na hora do almoço, ou enquanto seus filhos estão cochilando, na escola ou no treino de futebol. Deite-se em sua cama, no sofá, no chão, em um tapete de yoga — não interessa onde, mas deite-se, feche os olhos e não faça nada durante dez minutos.

Pode ficar confortável, usar travesseiros, cobertores, máscara nos olhos, o que quiser. E não faça nada; apenas não faça nada durante dez minutos.

Você ficará tentado a levar o celular para a cama e navegar pela internet, mas não faça isso. Não olhar o celular é a parte desses dez minutos diferente de tudo que você faz o dia todo: você precisa de um momento para *parar de fazer*. Esqueça a lista de tarefas a fazer, pare de receber informações, de tentar descobrir as coisas, de rolar a tela.

Seu cérebro nunca para de funcionar — nunca. Tudo bem, é o que o cérebro faz. Mas dê a ele permissão para parar se quiser. Dê uma *chance* a ele para descansar, mesmo que você não aproveite a oportunidade.

Nunca nos permitimos descansar. Achamos que não merecemos, que não temos permissão física, mental ou emocional de reservar um tempo para nós mesmos. Achamos que não vale a pena ou que é inútil. E como nunca diminuímos o ritmo, nossos hormônios do estresse estão sempre bombando. Fisicamente, esses hormônios aumentam nosso risco de doenças.[54] E, mentalmente, coloca-nos em um modo de luta ou fuga crônico, deixando-nos constantemente em alerta. Achamos que forçar um pouco mais é a solução, mas não é. Por isso, deite-se.

Pessoas que não acreditam que merecem se deitar e não fazer nada durante dez minutos na verdade precisam exatamente disso: se deitar e não fazer nada durante dez minutos.

Pessoas que não acreditam que têm *tempo* para se deitar e não fazer nada durante dez minutos, *na verdade, precisam muito se deitar e não fazer nada durante dez minutos.*

Minha aluna, Chiara, me disse:

Eu era reticente e cética, mas é incrível o quanto o ato de deitar mudou minha vida. É muito simples, mas restaurador. Fico mais calma, e acho que agora sou uma pessoa melhor e mais gentil.

Dar um tempo a seu corpo é um cuidado pessoal *físico*. Prove a si mesmo que você merece dez minutos para ficar deitado.

Ah, e se quiser começar deitando-se diariamente por duas horas, eu nunca, jamais sonharia em impedi-lo.

A NOBRE ARTE DO REPOUSO

Devagar e sempre. Enquanto eu mesma seguia minha própria rotina de dizer foda-se à dieta, fui percebendo como o *descanso* é essencial. Não só para a parte física desse processo, como também para os lados mental, emocional e mais existencial/simbólico dessa jornada. Se você resistir ao descanso, como muitos se sentem tentados a fazer, saiba que ele vai seguir seu caminho, seja por meses ou mesmo anos depois. Esse plano todo não pode dar certo sem ele. Deitar-se dez minutos é *só a ponta do iceberg* em nossa jornada de descanso.

Isso é bom, porque **descansar é maravilhoso**. Mas também é assustador para muitos que, inconscientemente, só se sentem dignos quando estão constantemente trabalhando ou sendo produtivos. O descanso é a cura para o workaholic. É a cura para a produtividade constante e ininterrupta, que muitas vezes acompanha os problemas de alimentação e de imagem corporal.

Em termos físicos, fazer alguns tipos de dieta deixa você com excesso de adrenalina e cortisol constantes. Seu modo de sobrevivência está *ativado* e isso é uma das causas da euforia que o corpo pode sentir durante a restrição calórica. Isso também explica sua capacidade de não ouvir pedidos de descanso, de ignorar a pouca ingestão de calorias, de se exercitar demais, trabalhar demais, preocupar-se demais e não se sentir confortável ao tentar relaxar.

Esse estado de sobrevivência seria muito útil em *verdadeiros* tempos de luta (guerra, fome, ser perseguido por um leão... Ou seja, grandes crises). Isso salva vidas em tempos difíceis, mas não é sustentável no longo prazo. E não é uma boa maneira de se viver. Nossos medos inconscientes, de nunca fazer o suficiente e nunca ser magro ou bonito o bastante, não têm permissão para continuar comandando o show.

Com o tempo, esse estado de estresse vai prejudicar seu corpo. Vai esgotar suas suprarrenais e causar estragos nos hormônios, e sair desse estado exigirá um grande... **descanso**. E comida. E descanso. Assim como uma grande reavaliação na maneira como você encara a vida.

Além de todas essas ramificações físicas, raramente nos permitimos descansar mental ou emocionalmente, o que, por sua vez, afeta nosso *corpo*. Até mesmo uma leve sensação de que você nunca realiza o suficiente, nunca vai rápido o suficiente, pode manter seu corpo em um estado de esgotamento e ansiedade, com uma alta nos hormônios do estresse. Sua mente afeta seu corpo, seu corpo afeta sua mente, e você fica girando como um hamster em uma roda de estresse, sem saber direito de onde vem tudo isso.

Pessoas que nunca se considerariam workaholic ficariam surpresas com a quantidade de crenças *estressantes* que têm sobre repouso, relaxamento e momentos de descanso *de verdade* para ficar consigo mesmas. Em resumo, não achamos que merecemos descansar e não fazer nada. E *definitivamente* não achamos que merecemos isso em um corpo imperfeito. Mas isso, meu amigo, manterá você em um mundo de exaustão e miséria pelo resto da vida.

136 | F*DA-SE A DIETA

Nosso sistema nervoso autônomo se divide na verdade em dois, o simpático e o parassimpático, e ambos se equilibram. O sistema nervoso simpático está preocupado com a sobrevivência no curto prazo: ele mantém nossa respiração e nossos órgãos básicos funcionando, e executa o modo de luta ou fuga. O parassimpático executa o modo "descanso e digestão" ou "alimentação e reprodução"; é o lado mais calmo. Ele está conectado a um grande nervo chamado vago.

Lutar ou fugir é um estado de alerta comandado pelos hormônios do estresse e ativado pelas crises, como épocas de fome, perigo, trauma e medo. Ficar preso no modo crise no longo prazo causa inflamação, diminui o metabolismo e leva à depleção geral.

Queremos desligar o modo de luta ou fuga crônico e começar a viver no modo descanso-digestão e alimentação-reprodução. E isso se faz descansando, dando um tempo, comendo. E *respirando*. Respirar *fisicamente* ajuda a ativar o nervo parassimpático da alimentação-reprodução que conecta seu coração, seus pulmões e sua digestão. Ativar esse nervo o acalmará, diminuirá seus hormônios do estresse, ajudará você a digerir e o tirará do modo de alerta máximo, que é basicamente o objetivo *físico* subjacente do foda-se a dieta: relaxar.

Descanso é um grande tema em todo este livro. Falaremos mais sobre isso quando chegarmos à parte emocional e pudermos nos concentrar na respiração e nas emoções. Mas sair do estado de estresse e do modo crise não é só um desafio psicológico ou emocional; há um componente físico muito importante nisso. A partir de agora, você vai se deitar e se dar um momento de descanso no meio do dia. Mas que isso seja o *mínimo* de descanso que você se permitirá.

Você precisa começar a separar momentos para não fazer nada. Provavelmente seu corpo ficará mais cansado antes de começar a voltar a um estado de reparação, especialmente se agora você ainda estiver em estado de tensão e adrenalina/cortisol. Esse rejuvenescimento pode levar meses e até anos. Mas tudo bem.

Sei que a vida é exaustiva. Sei que trabalhar sem parar, ter filhos e obrigações familiares intermináveis podem nos fazer imaginar que é impossível descansar. Mas, ao mesmo tempo, você precisa de descanso mais que qualquer outra pessoa. Pode se dar um tempo? Tirar um dia para sua saúde mental? Pode recusar um convite porque não tem energia? Pode ignorar uma tarefa que não precisa fazer hoje e assumir essa nova tarefa profundamente curativa? **Descansar é sua nova incumbência.**

Minha aluna, Meredith, compartilhou comigo como foi sua jornada para acrescentar mais descanso em sua vida:

No começo, meu lado idiota me chamava de "preguiçosa" e "improdutiva". Mas venho me permitindo cada vez mais descanso. Perceber quanto repouso meu corpo precisava para se curar, especialmente lidando com a cura emocional, mudou minha vida. Agora me entrego ao descanso. Eu me permito dormir até mais tarde sempre que posso, comprei um cobertor para tornar meu descanso ainda melhor e estou fazendo yoga; lá, fico sentada em poses restauradoras durante duas horas enquanto alguém me faz uma massagem tailandesa. Descansar é maravilhoso! Fui convertida!

Já meu aluno, Mark, compartilhou sua experiência de eliminar a pressão para ser produtivo:

Passei alguns meses desmotivado, e agora estou feliz por ter escolhido descansar mais. Até que, com descanso suficiente, comecei a querer fazer outras coisas de novo. Aconteceu sozinho, assim que cedi ao descanso.

Temos crenças sobre o descanso, pensamos que não temos tempo, ou que descansar não é muito útil ou importante, mas elas estão erradas. Para seu livro, *Ferramentas dos titãs*, Tim Ferris entrevistou pessoas de sucesso acerca de suas práticas mais importantes, e algo consistentemente em comum entre todos esses bilionários, ícones e artistas mundiais era... priorizar o descanso. Porque o descanso gera produtividade e criatividade *sustentáveis*. Precisamos desse tempo para descansar. Não podemos viver em atividade perpétua!

Emma, uma amiga minha, disse: "Acho que quando priorizo o descanso e encaixo o trabalho *entre* os descansos, fico paradoxalmente mais inteligente e mais produtiva."

Como acontece com todas as coisas boas, você encontrará um jeito de evitar a parte do descanso desta jornada, mas estarei aqui para lembrar-lhe como isso é importante.

DESCANSO

Além dos descansos de dez minutos, quero que ponha em sua agenda períodos de duas horas para "não fazer nada" esta semana. E quando eu digo "não fazer nada", quero dizer permitir-se longos períodos sem precisar fazer nada produtivo. Programe um tempo frívolo de inatividade. Um cochilo, um tempo para ver TV ou vitrines. Essa pode ser sua maneira de ficar à toa. De moletom ou com sua melhor roupa de domingo. Não importa o que faça, mas será que consegue passar um tempo à toa e sem se sentir culpado? Pode ao menos começar a ver isso como uma cura?

(Exploraremos mais tarde todas as crenças que nossa sociedade impõe a nosso inconsciente sobre o descanso, mas, por enquanto, comece com o simples ato físico de descansar.)

E QUANTO AOS EXERCÍCIOS?

O exercício é muito bom *se você estiver alimentado e descansado*. Ele fortalece, faz circular o sangue e o oxigênio, ativa o sistema linfático e é incrivelmente positivo para a vida. Mas *não é* saudável quando você está em estado de fome, esgotado ou exausto. Muito movimento e exercícios são *tão prejudiciais* ao metabolismo quanto fazer dieta e restringir comida. É o *outro lado* da restrição.

Por que o excesso de exercícios e atividades aeróbicas são prejudiciais à saúde? Pense o seguinte: se você fosse, digamos, perseguido por um leão ao longo de 8, 16 ou 45 quilômetros, seu corpo se preocuparia com sua vida, encheria você de adrenalina e guardaria gordura. *Haverá mais leões me perseguindo? Não conseguirei me alimentar no ritmo em que estou gastando energia?* Isso é preparação para o modo de conservação. E também, preparação da adrenalina para o modo de sobrevivência. Quando você se exercita em excesso, *especialmente* com exercícios aeróbicos, perde energia. E precisará de uma tonelada de comida se fizer uma tonelada de exercícios para evitar esses modos de sobrevivência.

Fomos projetados para comer, nos movimentar o suficiente para fazer nosso trabalho e descansar. Biologicamente, o *descanso* ocuparia grande parte do dia.[55] Esse é o modo *evolução*. A ideia de que precisamos estar sempre em movimento é insana, um sinal de crise, e pode simular uma situação de risco de vida. Simplesmente não há razão para correr a toda velocidade por tanto tempo, e nosso corpo responde de acordo.

O que isso significa é que quando você está cansado, precisa descansar. E no início da prática de dizer foda-se à dieta talvez você fique cansado durante alguns meses ou mais. Lembra que isso seria normal se você estivesse se recuperando de um período de fome?

Não posso prever suas necessidades pessoais de descanso, mas enquanto estiver cansado e com vontade de descansar... relaxe. Caminhada leve e yoga? Só se você quiser. Descanse o tempo que seu corpo necessite e movimente-se só de um jeito que o faça se sentir bem. Você não precisa jamais fazer outro tipo de exercício de que não goste. E *nunca* precisa se exercitar quando está cansado. Então, chega de dar uma corridinha antes de dormir quando você já está cansado. Chega de se arrastar para a academia às 4h30 quando você está tão cansado que pode até cair da esteira. Este é o início de uma relação duradoura

140 | F*DA-SE A DIETA

com exercícios que *melhoram* sua vida em vez de puni-lo ou mantê-lo fugindo de sua exaustão ou suas emoções. Este é o começo do saber sentir, dia após dia, semana após semana: *estou descansado e alimentado o suficiente para me exercitar?*

Só quero que você entenda como é prejudicial forçar um metabolismo prejudicado a fazer exercícios. Nós automaticamente economizamos energia quando gastamos muito (exaustão, metabolismo mais lento), portanto, a ideia de calorias ingeridas *versus* eliminadas simplesmente não funciona como aconteceria se fôssemos máquinas. Assim como restringir a alimentação e fazer dieta, o excesso de exercícios está, na verdade, fazendo o *oposto* do que você esperava. Você ficará preso em um ciclo vicioso, empacado no início da prática do foda-se a dieta, sem experimentar seus benefícios.

Para algumas pessoas, ouvir que devem fazer menos exercícios e descansar mais é a melhor coisa do mundo, mas para outras é a pior. Portanto, especialmente para todos os "viciados" em exercícios que entram em pânico só de pensar em descansar: comecem com atividades deitados, coloquem o descanso onde puderem e reformulem o exercício para que dependa do descanso.

Maura, uma de minhas alunas, era workaholic e exagerava nos exercícios, além de fazer dieta. Ela me disse:

Permitir-me descansar e não me forçar a fazer exercícios me ajudou a curar minha relação com o movimento. Meu corpo, por fim, começou a desejar tipos muito específicos de movimento, que me dão prazer. Mas primeiro eu tive que descansar e ouvir meu corpo e, um dia, ele se recuperou.

Minha outra aluna, Harriet, disse:

Eu tinha uma relação muito negativa com exercícios porque me forçava a fazê-los muitas vezes durante meu estágio disfuncional. Eu os usava como uma forma de punição e controle. Depois de me liberar e descansar um pouco, muitas vezes sinto necessidade de me mexer e tenho trabalhado para honrar mais isso. Mas, às vezes, permito que seja só um alongamento. Nunca me forço, e acho que o fato de poder ouvir e sentir o que meu corpo anseia é um grande passo em direção à cura.

No início da prática do foda-se a dieta, aceite que você precisa descansar. E quando, por fim, quiser se movimentar de novo, *reformule* a maneira como encara o exercício e busque o fortalecimento, o alongamento e a circulação, não a "queima de calorias".

Sei que isso pode parecer assustador e contraproducente, mas interromper seus exercícios intensos por um tempo é a única maneira de seu corpo e metabolismo se curarem de verdade.

PERMISSÃO PARA NÃO SE EXERCITAR

Aproveite esta semana inteira e dê a si mesmo total permissão para não se exercitar. Permita-se relaxar. Se sentir o desejo genuíno de fazer uma caminhada, respeite isso. Caso contrário, FIQUE À TOA.

O exercício de não fazer exercícios deve durar quantas semanas você quiser. O objetivo é seguir o impulso e o desejo genuínos, não o medo e a compulsão.

COMO SABER SE ESTÁ FUNCIONANDO?

Algumas coisas importantes vão acontecer e serão pistas de que tudo está indo na direção certa:

- Você vai começar a se esquecer das guloseimas que comprou e que antes teria devorado compulsivamente.

F*DA-SE A DIETA

- Vai começar a perceber se gosta ou não do sabor de certos alimentos.
- Notará que às vezes tem vontade de comer certos alimentos e às vezes, não.
- Você se sentirá tranquilo para parar no meio de uma determinada refeição se estiver satisfeito ou se não for a comida que realmente deseja.
- Não vai mais se preocupar com o fato de que comer certos alimentos afetará diretamente seu peso.
- Você pode até ficar estranhamente exigente e não ter disposição para a comida que antes adorava. Vai se cansar de muitas gulodices. Isso é normal, e também um sinal de que as coisas estão mudando.

Veja o que alguns leitores e alunos disseram quando perguntei como souberam que a prática de dizer foda-se à dieta estava funcionando para eles:

- *Deixei um cookie pela metade porque não estava tão bom. Antigamente eu só notava isso depois de comer tudo.*
- *Eu me vi cercado de doces e nada me parecia bom. Meu corpo queria tangerina.*
- *Eu soube que estava funcionando quando comecei a levar algumas semanas para comer um litro de sorvete, em vez de comer tudo de uma vez.*
- *Comecei a comer só dois a quatro cookies de uma vez, em vez de metade da caixa. E isso aconteceu sem nenhum esforço ou controle. Não fui me forçando a comer porções menores, aconteceu quando comecei a me permitir comer de tudo.*
- *Ainda desejo doces, mas não tenho vontade de comer TODOS, só aqueles realmente especiais.*
- *Não tenho ideia de quantas calorias como por dia e estou muito feliz com isso! É muito significativo para mim porque eu auditava as calorias como se estivesse conferindo o caixa de um banco todos os dias.*

- *Minha colega levou bolo e meu corpo não queria nem uma fatia, de modo que nem pensei nisso. O bolo permaneceu ao lado de minha mesa o dia todo no trabalho e eu fiquei de boa. No passado, eu teria pensado nele o dia todo e comido tudo no final.*
- *Eu sentia uma atração magnética pela comida na cabeça e no corpo. E agora digo: "Não estou a fim de nada doce agora." Até que fico a fim, claro, mas em outro momento do dia.*
- *Sempre esqueço que tenho chocolate ou biscoitos na despensa. Isso nunca teria acontecido antes de dizer foda-se à dieta.*
- *Parei de comer chocolates enquanto ainda havia alguns na caixa!*
- *Fico menos animado com a comida. Ainda adoro comer, mas agora sou menos obsessivo.*
- *Consigo manter em casa alimentos que antes eram um gatilho para mim, sem pensar neles sem parar até ficar doente. Ainda desejo certos alimentos, mas não me sinto mais fora de controle.*

E este comentário resumiu o que acontece na prática de dizer foda-se:

- *No fundo, poder comer qualquer coisa, o quanto quisesse, me fez não querer tudo.*

É muito, muito importante notar que nenhuma dessas pessoas sentiu alívio na obsessão por comida "tentando parar de ser obcecado por comida". Todos já haviam tentado isso antes.

Força de vontade NÃO foi a solução para nenhum dos problemas que tinham com comida. Força de vontade foi o que os fazia fracassar indefinidamente. O que por fim funcionou foi se permitir e *comer mesmo* o que quisessem. Esse é o paradoxo de dizer foda-se à dieta. E por mais que eu adore coisas místicas, isso não é místico: é biologia.

Também é importante notar que *não há um prazo definido* para nenhuma parte da rotina do foda-se a dieta. Há uma *razão* de ela não ser dividida em semanas. Há um motivo de eu não prometer uma solução em três meses. É que essa jornada levará um tempo diferente para cada pessoa. Pôr pressão sobre si mesmo para se curar em um determinado prazo só vai transformá-lo em uma panela de pressão antidieta à qual pessoas antidieta não pertencem. Portanto, *lembre-se* de que você tem todo o tempo do mundo.

Você não precisa chegar a lugar nenhum rapidamente. Só o que precisa fazer é o que puder, e acreditar que tudo acontecerá no momento certo. Soluções rápidas não costumam durar, de qualquer maneira.

SÓ UMA MUDANÇA

No meio de tudo isso talvez seja difícil saber se algo está melhorando, mas avaliar com atenção qualquer mudança ajuda. Qualquer uma mesmo. Algum alimento perdeu poder sobre você? Só a perspectiva de não fazer dieta ou emagrecer já fez você se sentir mais leve? É libertador o conceito de que você pode se aceitar e ter saúde com qualquer peso? Consegue curtir alguma comida que não podia comer antes? Qualquer coisa.

Anote o que mudou desde o início da prática de dizer foda-se à dieta. Não importa quão pequena seja, essa mudança significa que algo está acontecendo. Devagar e sempre está funcionando.

SEU CORPO É MUITO INTELIGENTE

Veja da seguinte forma: durante todos aqueles anos de compulsão alimentar e sensação de que seu corpo o estava traindo, ele sabia *exatamente* o que estava fazendo. Estava tentando realimentar e curar seu metabolismo para que você pudesse continuar vivendo. Ainda assim, presumimos que somos mais inteligentes que nosso corpo.

Todos aqueles anos desconfiando de nosso corpo e acreditando em gurus da saúde, e ele só queria comer — exatamente o que o ajudaria a encontrar o equilíbrio.

Portanto, o que quero que você faça é se permitir confiar em seu corpo: ele tem a melhor intenção. Ou seja, se você está cansado, precisa descansar. Não force. Se está com fome, precisa comer, não se segurar. Se está triste, precisa chorar ou reservar um tempo para si mesmo. Se quer batatas fritas, deve haver um bom motivo para isso, e você deve respeitá-lo.

Seu corpo sempre foi mais inteligente que você. Ele funciona com base no instinto e na intuição; ele tem acesso a informações muito profundas. Seu corpo sabe quando você precisa comer e dormir, *o que* precisa comer e até quando não está no caminho certo. Seu corpo está onde está a sabedoria. Confie.

A PARTE EMOCIONAL

Agora que você está se alimentando e descansando, é hora de passar para as emoções. Esta é a parte que, para algumas pessoas, vai parecer sem sentido ou não relacionada ao tema. Portanto, quero explicar de antemão por que ela está aqui e o que você ganhará usando as ferramentas e exercícios desta parte dedicada a emoções e sentimentos.

Em primeiro lugar, a alimentação emocional deixará naturalmente de ser um problema uma vez que você comece a adquirir o hábito de sentir em vez de evitar suas emoções. A parte física (comer mais, prestar atenção à sua fome e ouvir seus desejos) ajudará a curar o ciclo restrição/compulsão, *e esta parte*, a parte emocional, naturalmente corrigirá sua tendência a se entorpecer ou a evitar suas emoções com comida. Em breve você estará curtindo um brownie não porque não pode *ou* porque está estressado, e sim porque quer brownie, e depois, vida que segue.

Por causa disso, outra coisa que vai começar a notar enquanto trabalha a parte emocional desta jornada é que o pânico e a insegurança que acompanham seu relacionamento com seu corpo e peso terão menos controle sobre você. Não será algo opressor.

Além disso, estar disposto a sentir, em vez de suprimir suas emoções, ajudará seu corpo a viver mais no modo de *crescimento* e calma. Respirar e sentir ajudam diretamente o organismo a ativar o modo

148 | F*DA-SE A DIETA

alimentação-reprodução, descanso-digestão do sistema nervoso, que dá suporte à sua saúde física e ao sono, além de disposição e capacidade de enfrentar os desafios. *É muito melhor desse lado.*

A esta altura, se estiver aplicando as lições da parte física, deve estar encontrando um monte de coisas antigas que não parecem tão boas. Guardamos muitas emoções e muitas crenças acerca do peso, da comida e da maneira como olhamos para nós mesmos. Tudo isso pode ser esmagador e opressor. Como você deve imaginar, os processos mentais e emocionais estão intimamente ligados. Seus pensamentos e emoções estão emaranhados e afetam uns aos outros constantemente. É uma confusão. Mas não posso lhe ensinar isso de uma maneira confusa, por isso separei este livro em partes. Aprender sobre sentir e pensar *separadamente* ajudará você antes de colocá-los juntos na prática.

Na parte mental falaremos sobre o que você pensa e no que *acredita*, e esta parte emocional fala sobre as emoções que *sente*. Ou melhor, o que tem evitado sentir.

ALIMENTAÇÃO EMOCIONAL
VERSUS COMPULSÃO ALIMENTAR

Muita gente acredita que devoramos nossas emoções e que *precisamos ter certo controle, caramba*. Mas o que é ainda mais comum e muito mais prejudicial é *usar dieta e controle* para entorpecer nossas emoções.

Fazer alguns tipos de dieta é uma das maneiras de evitar sentir nosso corpo. É uma perfeita tempestade de distração, controle, perfeccionismo e a alta química que obtemos com a adrenalina e outros hormônios do estresse quando restringimos nossa alimentação.[56] Fazer dieta é uma maneira de se desconectar do corpo e sufocar nossa força vital. *Menos* comida e *mais* hormônios do estresse nos ajudam a viver temporariamente com menos emoções, isso sem falar de toda a concentração e o foco necessários para superar o apetite e a resposta à fome. Fazer dieta é uma distração.

Todas as ferramentas e os exercícios que se seguem destinam-se a ajudá-lo a começar a sentir. Você trabalhará para tornar um hábito sentir emoções; quando o fizer, a alimentação emocional perderá seu poder. Quando se compromete a sentir as emoções, os mecanismos de enfrentamento que você usava naturalmente começam a ter um papel mais saudável em sua vida.

Tornamo-nos disfuncionais com a comida e, em geral, não por causa da alimentação emocional. É por causa da restrição, da culpa e do ciclo de sobrevivência biológica que isso induz — e também por causa de nosso medo profundo do peso e de ocupar espaço. Enquanto estiver saindo do modo reativo de fome *e* aprendendo a sentir em vez de se entorpecer, você não precisará se preocupar com a alimentação emocional.

Não caia na armadilha de sentir necessidade de acabar com a alimentação emocional — isso se tornará uma restrição. Basta comer e sentir. Também quero lembrar-lhe que comer nunca é um problema por si só. Portanto, mude seu foco para se certificar de que não está tentando se entorpecer ou se distrair com controle, perfeccionismo e *dieta*.

Também é importante notar que alimentação compulsiva e alimentação emocional não são a mesma coisa. Em toda minha experiência, trabalhei com muitas pessoas que acreditavam que alimentação emocional era o problema. Assim que elas pararam de restringir o que comiam, conseguiram ver que a alimentação emocional não era o problema *principal*: ela não é a razão de a maioria das pessoas ser tão disfuncional com a comida. O problema é a resposta biológica à fome e o efeito ioiô causado pela restrição, que leva à compulsão alimentar. Isso é o que você deve corrigir se quiser ter uma relação normal com a comida.

Minha aluna, Jenny, disse:

Eu achava que meu problema era a alimentação emocional, e agora estou vendo como isso estava ligado à restrição. Agora que saí do efeito ioiô causado pelas dietas restritivas, nem sei se estou comendo por causa do que sinto; está meio misturado no ato de me alimentar. Quando tenho um dia particularmente estressante, posso até comer algo um pouco mais reconfortante, mas não me parece fora de controle ou "excessivo". Não consigo acreditar que tenho meio litro de sorvete em meu freezer e ainda não comi. Não entendia como as pessoas faziam isso, e agora estou ficando igual a elas... É meio doido isso.

Mesmo que esteja preocupado com a tendência a comer para se entorpecer, restringir nunca é a solução, porque isso só fará o efeito ioiô voltar. Na parte física do processo (e sempre), a solução é comer. E a solução agora também é sentir.

A verdade é que a alimentação emocional é saudável e normal. Todos os humanos comem emocionalmente. Seus desejos e as necessidades de seu corpo são diretamente afetados por seu estado mental e seus níveis de estresse. Você *tem* que ter a opção de se consolar com comida, pois não é um robô movido a bateria.

Comida é combustível e nutrição, mas também pode ser reconfortante. Comer para se confortar, saciar ou para se conectar com os outros é algo *que não preocupa* quando você não está no ciclo reativo compulsão/arrependimento. Quando se alimenta e confia em seu corpo, *e* seu corpo confia que está sendo alimentado, alimentação emocional pode ser só uma parte de uma relação normal com a comida.

Por exemplo, comer bolo de aniversário tem um motivo emocional: celebração. E comer um prato enorme de macarrão com queijo quando você está cansado e triste é uma forma legítima de se consolar e se alimentar.

A alimentação emocional acontecerá, faz parte do ser humano: é comer normalmente, avaliar do que precisamos em determinado momento, é tentar nos consolar. E tudo certo. Quanto mais neutra a comida se torna, mais seu corpo vai naturalmente, sem pensar nisso, equilibrar e compensar os momentos em que você come emocionalmente ou "mais do que precisa". Isso é o que faz um corpo e um apetite saudáveis e equilibrados. Você não precisa fazer *nada*, só comer e ouvir. Apenas confie que comer *não é um bicho de sete cabeças*.

Alimentação emocional não é *compulsão alimentar*. O problema só surge quando você se sente culpado pela alimentação emocional. *Isso* desencadeia o ciclo de culpa e arrependimento: sentir-se culpado por comer e decidir restringir-se um pouco para compensar. Assim, tudo vai por água abaixo. Você volta ao efeito ioiô. O importante é: não se sinta culpado por comer, porque isso só perpetuará sua disfunção em relação à comida.

AS EMOÇÕES QUE EVITAMOS

Usamos todos os tipos de controle, perfeccionismo e vício em trabalho para nos distrair constantemente das emoções. São mecanismos de enfrentamento que nos ajudam a lidar com uma vida que parece muito fora de controle e dolorosa. E os humanos são mestres em evitar emoções desconfortáveis.

Mas nosso hábito de suprimir emoções sai pela culatra, assim como fazer dieta. Evitar o processo natural de sentir emoções e habitar nosso corpo nos mantém em um ciclo em que buscaremos tudo e qualquer coisa para nos entorpecer ou nos distrair de nossas emoções.

Para senti-las, temos que fazer a jornada da mente para o corpo. Passamos muito tempo em nossa mente e raramente a sentimos no corpo. Mas as emoções não surgem na mente, elas são energia que se move por nosso organismo; às vezes, elas são desconfortáveis e, portanto, fazemos de tudo para evitar senti-las. Mas quando não expressamos as emoções, elas acabam se *manifestando fisicamente*: músculos tensos, estômago embrulhado e dores nas costas têm sido associados a emoções não percebidas.[57] Elas não vão embora com facilidade; acabam se manifestando em nosso corpo, esperando para serem sentidas e processadas. Mas continuamos tentando evitar senti-las; por isso, muitas vezes deixamos de estar em nosso corpo.

152 | F*DA-SE A DIETA

Nada de bom vem dessa prática. Toda cura de doenças físicas, turbulência emocional e traumas tem que acontecer no corpo. Quanto mais evitamos nossas emoções, mais poder elas têm sobre nós (isso lhe parece familiar? Talvez como acontece com a *comida*?). *Não admira que estejamos tão infelizes.*

Mas a maioria das pessoas prefere fazer qualquer coisa a sentir suas emoções, por isso, desenvolvemos diversos mecanismos de enfrentamento para nos ajudar a "sair do corpo" e não ter que sentir. Fazemos todo o possível para evitar sentir medo, dor, tristeza, raiva, ciúme e, às vezes, até felicidade. Simplesmente não queremos sentir. É pesado demais.

Permitir-se sentir o que está em seu corpo pode não parecer muito divertido, mas acabará valendo a pena. Uma vez que sentir suas emoções e lidar com elas passar a ser natural, estar em seu corpo será muito mais fácil. Em caso de dúvida, *sinta*.

O QUE JÁ FIZ PARA ME DISTRAIR?

Escreva o que lhe vier à cabeça durante dez minutos sobre o que talvez esteja usando para se distrair das emoções. É só escrever sem pensar. Mas lembre-se: essas coisas que você faz não são o problema, não precisa tentar deixar de fazer tudo que surgir. Basta começar a ter consciência delas.

SÃO TAAAAAAAANTAS EMOÇÕES ACERCA DE NOSSO PESO

Dizer foda-se à dieta trará à tona emoções novas e velhas. Trará pânico, insegurança, dor e lembranças de antigas experiências que o levaram a começar a fazer dieta. Trará coisas que você gostaria de enterrar e bloquear para nunca mais ter que sentir. Você ficará tentado a usar qualquer mecanismo de enfrentamento para se convencer de que tem certo controle sobre a situação. Portanto, eis aqui minha oportunidade de dizer que isso não vai ajudar e que você precisa de uma nova maneira de lidar com suas emoções.

Uma de minhas leitoras, Joy, me escreveu dizendo:

Tive uma forte reação emocional ao pensar em engordar, e por isso interrompi o processo durante muito tempo. Não achava que um dia seria capaz de confiar em mim mesma, aceitar meu corpo e aquilo que ele precisava experimentar para se curar. Então, eu hesitava, entrava em pânico e tentava fazer uma dieta rápida de novo, pensando que emagrecer um pouco me faria sentir mais calma, saudável e feliz. Não deu certo. Foi só quando percebi que precisava me render a isso e a todas as emoções relativas a meu peso (e tudo o mais), que tinha tanto medo de sentir, que comecei a vivenciar uma liberdade incrível. É conceitualmente assustador, mas vale a pena, e estou muito feliz por não ter recuado.

Muitas pessoas querem *desistir de tudo* quando começam a sentir medo. E muitas o fazem. Se você quiser desistir, é sua prerrogativa. Corra para as montanhas, volte para os braços das dietas que você tanto deseja que o amem. Volte para a segurança de tentar controlar seu peso. Eu entenderei. Mas se quiser voltar e continuar, garanto que valerá a pena.

No começo, havia momentos em que eu surtava, especialmente quando tinha que ir a um "evento" e ver pessoas que conhecia. Esquecia temporariamente tudo que sabia e que me importava e entrava em pânico porque *esta blusa fica horrível em mim! O que me deu na cabeça? Estou presa neste corpo com esses seios que não cabem em blusa nenhuma.* Eu estava tendo um colapso por deixar de lado as coisas que *costumava usar* para tentar me sentir segura e digna. A solução, nesses momentos, era sentir. Na verdade, voltar a consciência para meu corpo e sentir o desconforto e o medo que o percorria. Achamos que sentir vai nos destruir, mas aprender a superar as emoções que surgem, sentindo-as e honrando sua existência, gera mais paz. Emoções não são motivo para desistir, mas para sentir.

Sua nova missão é se permitir sentir e honrar esse pânico e essas emoções. Surgirão emoções com a perspectiva de engordar, com relação a seu corpo e a essa grande mudança na maneira como você se relaciona consigo mesmo, com o peso, com a comida e com seu *valor*. Surgirão emoções, inclusive, sobre a perspectiva de ter emoções. E mesmo que pareça esmagador, opressor e impossível, quero que você entenda que tudo é normal e que se permita sentir o que está acontecendo.

EMOÇÕES SOBRE SEU CORPO

Como você se sente em relação a seu corpo? A esse corpo que sempre teve? Ao corpo que tem agora? Ao corpo que teme ter? Escreva o que surgir em sua cabeça. Não precisa sentir as emoções (ainda), basta reconhecê-las por enquanto. Este é sempre o primeiro passo.

HUMANOS USAM MUITAS COISAS PARA SE ENTORPECER

Entorpecer-se é o oposto de sentir. Quanto mais você se anestesia e evita suas emoções, mais elas se acumulam no corpo e precisam ser processadas e sentidas.

Os humanos usam *muitos* escapes como sedação. Celular, exercícios, trabalho, mídias sociais, álcool, relacionamentos, atenção, sexo — nem sempre o problema é a coisa em si, e sim como você a *usa*. A mesma atividade pode ser usada para *sentir mais* ou para escapar e anestesiar sua vida, seu corpo e suas emoções. Você está usando certas atividades ou vícios para estar mais em seu corpo ou para estar menos?

Vamos usar o álcool como exemplo. Ele não é *inerentemente* disfuncional. Muitas pessoas emocionalmente saudáveis bebem álcool para relaxar ou celebrar com os amigos. O problema começa quando a pessoa o usa para se entorpecer ou escapar de sua vida, suas dores ou traumas. Quanto ela bebe para evitar o medo, o tédio, a rejeição e a tristeza? Até que ponto o álcool é uma muleta? Até que ponto é uma maneira de evitar lidar com a própria vida?

Mas comida *não é* a mesma coisa que álcool; não precisamos de álcool para sobreviver. Precisamos de comida, e muita comida, todos os dias pelo restante da vida. Você tem a opção de cortar o álcool se quiser reavaliar seu relacionamento com ele, *mas não pode fazer isso com a comida*. Pensamos que podemos tratar nossa alimentação como um problema com drogas, mas, fazendo isso, perpetuamos o problema.

Aposto que você está se perguntando: *Então, como posso ter certeza de que nunca mais vou me entorpecer com comida?* Não pode. Você vai se entorpecer com comida de novo quando começar a aprender a sentir suas emoções, e *não precisa* ser perfeccionista para melhorar seu relacionamento com ela. A perfeição não é necessária (nem mesmo possível). Se quiser comer para se confortar, tudo bem.

Talvez você também esteja pensando: *E como posso saber se estou comendo emocionalmente?* O ato de se entorpecer com comida, em geral, se manifesta como comer depressa, respirar menos, ter menos consciência do que se está fazendo e do que se precisa, tensão no corpo (mas como você não presta atenção em seu corpo, nem deve notar a tensão) e um desejo de *desligar, escapar ou fugir do que está acontecendo ou do que você está sentindo*. O bom é que passar da sedação para o sentimento requer só uma mudança de consciência e de intenção, e respirar.

É isso. Um prato de macarrão com queijo pode servir para torná-lo mais consciente de seu corpo e conectado com ele (respirar e perceber como se sente *enquanto* come). Você pode ficar triste e comer *ao mesmo tempo*. Se você se dispuser a respirar uma ou duas vezes mais, antes, durante e depois de comer, estará indo na direção certa. Portanto, continue chorando com um pote de sorvete na mão, amigo; você está fazendo um bom trabalho.

A questão é ganhar consciência de quando você está em seu corpo, sentindo, e quando não está. Você também pode começar mudando sua intenção. Comece a *querer* sentir. É preciso prática e coragem para começar a sentir o que acontece em seu corpo, em vez de se entorpecer e escapar dele; mas, antes de tomar qualquer atitude, você tem que decidir e querer começar a sentir o que anda evitando.

MEDO DA DOR

A maioria das pessoas tem medo de sensações desconfortáveis. Em geral, é mais ou menos assim: começamos a pensar em algo desconfortável e imediatamente tentamos desligar, porque é muito doloroso *fisicamente*. Por exemplo, lembramos aquela vez em que dissemos algo constrangedor em uma entrevista de emprego. E quando começamos a pensar em como fomos *idiotas,* surge aquela vontade de ser engolido pela terra. *Por que fui dizer três vezes "Como vai?", se eu já havia perguntado e ele já havia me dito que estava bem e perguntado como eu estava?!* Surge uma sensação desagradável de vergonha, e em vez de *sentir* e nos deleitar com *nossa idiotice*, entramos em pânico e fazemos todo o necessário para evitar sentir isso. Na verdade, nunca mais queremos pensar ou falar sobre isso. Nunca mais. E essa maneira de evitar emoções se torna um hábito perpétuo e automático.

Mas quando isso acontece, o desconforto no corpo é só uma sensação. É constrição, zumbido, formigamento, agitação, calor, frio... e são as associações que fazemos com essas sensações que são tão horríveis para nós. Se tivéssemos conseguido suportar a lembrança daquele terceiro "Como vai?", teríamos dado à vergonha uma chance de *sair*. Quando a reprimimos, ela fica *esperando*. O grande paradoxo é que a melhor maneira de se livrar de qualquer tipo de dor emocional é dispor-se a senti-la.[58]

Outra situação que acontece quando evitamos processar nossas emoções e experiências plenamente é que começamos a temer o que aconteceria conosco se nos permitíssemos sentir tudo que temos evitado há décadas.

Supomos que essa sensação seria catastrófica e, de certa forma, desenvolvemos o medo do medo. Achamos que nossas emoções vão nos engolir inteiros, tememos ser consumidos pela tristeza ou raiva, que se nos permitirmos sentir de verdade talvez nunca mais voltemos, talvez fiquemos tristes ou com raiva por toda a vida, se isso não nos matar primeiro.

E então, no nosso enterro as pessoas estarão muito decepcionadas conosco. "Nossa, não sabia que ela era tão *fraca*. Ela chorou e depois morreu. Acho que ela não merecia aquela promoção, afinal."

É assim que evitamos intensamente nossas emoções. E se você já experimentou esse tipo de repressão emocional, sabe o que quero dizer. Mas evitar todas as emoções e, por extensão, nosso corpo, acaba agravando a situação, até que perdemos o total controle e entramos em pânico, explodimos de raiva ou nos debulhamos em lágrimas e nem sabemos direito o porquê.

Sentir não vai nos destruir, não importa o que nossos medos profundos e sombrios sussurrem. E se conseguirmos permitir o desconforto e *aumentar* a tolerância a ele, conseguiremos sentir e permitir, e tudo será processado e passará.

Achamos que, para dominar nossas emoções, temos que sufocá-las e nunca mais senti-las nem falar sobre elas. Tentamos nos proteger e esperamos enganar o mundo com nossa força e nossa armadura de aço. E aí, imaginamos que as pessoas ficarão muito *impressionadas* com nossa falta de emoções e de expressões faciais cheias de botox quando forem ao nosso enterro tardio, mas inevitável.

Uma dor muito mais incômoda que sentir, é aquela dança evasiva e desagradável de calar as emoções, reprimi-las e evitá-las. Mas é assim que elas ficam estagnadas, esperando uma oportunidade de se mostrar e serem sentidas de novo, normalmente através de algum tipo de explosão.

Evitar nossas emoções provoca uma ansiedade abafada e monótona, porque ficamos o tempo todo esbarrando em partes de nós mesmos que nos fazem encolher e querer fugir. Sabemos como é viver assim: desconfortável. Mas temos mais medo do que aconteceria se nos *permitíssemos* sentir aquilo de que fugimos. Achamos que o medo familiar é mais seguro que o desconhecido.

Mas a verdade é que empurrar o que sentimos para o fundo só agrava o problema e aumenta a pressão que fará o vulcão de emoções explodir mais tarde. Quando as *sentimos* de verdade, podemos processá-las e elas se vão.

Não só é desconfortável sentir, como também muitas vezes nos *ensinam a não sentir*. Temos um contrato social tácito que diz que emoções expressas são um sinal de tolice ou fraqueza. *Deixe para lá! Não seja tão sensível! Não seja fraco!*

Quanto mais pensamos que é errado ter emoções, mais adotamos hábitos ou vícios diferentes para entorpecê-las, para que não tenhamos que acreditar que somos criaturas fracas que sentem. Assim, reprimimos as emoções que estão tentando transbordar, e isso só perpetua o ciclo em que vivemos. As emoções não são processadas e ficam presas dentro de nós, esperando e provocando pânico, explosões ou colapsos.

Já ouviu falar de alguém que chorou ao receber uma massagem ou fazer um profundo alongamento na prática de yoga? Isso acontece porque velhas emoções não processadas e armazenadas no corpo são liberadas nesses momentos. Quem não se permite ser "emotivo" muitas vezes se encontra vivenciando uma torrente de emoções que não quer e *não aprova*. E quando as emoções saem, a pessoa se assusta tanto que tenta abafá-las, em vão: elas vão tentar aparecer de novo mais à frente.

Isso é muito parecido com o ciclo de compulsão alimentar/arrependimento. Quando suprimimos algo natural, esse algo vai continuar tentando se corrigir, e quando nosso medo e desaprovação nos fazem tentar suprimi-lo mais, o ciclo se agrava.

Sentir as emoções é desconfortável e assusta no início, especialmente depois de uma vida inteira as reprimindo. Elas se acumulam, como em uma pia entupida. Sim, estou comparando emoções reprimidas a uma pia entupida. Faça um favor a si mesmo e permita-se senti-las. Use o desentupidor metafórico.

O paradoxo, de fato, é que depois de enfrentar o medo e sentir, tudo fica mais fácil. Nada mais parece tão difícil nem avassalador. As pessoas que sentem suas emoções conseguem viver a vida integralmente e presentes no próprio corpo sem medo de serem humanas.

O QUE ACONTECERIA SE EU SENTISSE TUDO?

Antes que eu lhe peça para começar a sentir as sensações de seu corpo (o que farei em breve!), vamos identificar a resistência a sentir.

Anote o que vier à cabeça sobre o que teme que possa acontecer se você se permitir sentir. O que aconteceria com você? Quem você se tornaria? O que as pessoas pensariam de você? Quais são seus maiores medos, racionais ou irracionais? Nenhuma resposta é errada; apenas escreva durante cinco a dez minutos.

NÃO DÁ PARA EVITAR SER HUMANO (LAMENTO)

Muuuuito antes de dizer foda-se à dieta, eu era viciada em *autoajuda*. E achava que isso poderia me *autoajudar* a fazer dieta melhor. Eu me

160 | F*DA-SE A DIETA

autoajudaria pondo fim à minha alimentação emocional e me transformando em um corpo bem magrinho e iluminado.

Obviamente, o método de dieta da autoajuda não funcionou para mim. Porque algumas dietas não funcionam.

Mas nem tudo foi desperdício de energia. Todos aqueles livros que li me prepararam para dizer foda-se à dieta de outras maneiras. E essa importante parte emocional do processo provavelmente nem existiria se eu não houvesse passado anos tentando me autoajudar.

Mas, naquela época, independentemente do que aprendesse, do tipo de exercício de atenção plena de longo prazo em que tentasse estar mais presente, ou observar minha respiração ou meus pensamentos... Nada dava certo. *Não sou contra* isso, mas é que eu... logo esquecia tudo.

A única coisa que me ajudou foi aprender a voltar para meu corpo, o que minha amiga e professora, Alexis Saloutos, me ensinou de uma maneira muito boa. Ela tem mestrado em nutrição e segue sua própria versão do foda-se a dieta há anos. Às vezes ela se autodenomina "nutricionista que não trabalha com comida". No início, estudei com Alexis para aprender mais sobre como o corpo armazena energia e emoções. Mais tarde, nos tornamos grandes amigas, trocávamos mensagens o tempo todo sobre a série *Outlander*... mas isso é outra história, da qual posso falar durante horas a fio em outro momento.

Voltar para seu corpo tem tudo a ver com a *localização* física de sua consciência. É simples, basta sentir como é estar em seu corpo — é só disso que você precisa para se tornar presente. Foi muito mais factível para mim do que qualquer outro conhecimento que já havia aprendido em livros de autoajuda, além de muito mais profundo, especialmente para alguém que odiava ter um corpo que fosse mais que pele e ossos.

Devemos habitar nosso corpo, mas como humanos com toneladas de emoções não sentidas e reprimidas, e medo de sermos grandes demais (na verdade, *qualquer coisa* demais). Estar no corpo é desconfortável, e por isso vivemos a maior parte da vida preferindo não sentir.

Em vez de estarmos presentes no corpo e sentirmos o que está lá, permanecemos na mente, pensando demais em tudo e sentindo o mínimo possível. Temos a esperança de conseguir transcender o corpo e resolver todos os nossos problemas com a mente, mas isso não funciona. Nossas tentativas de curar feridas físicas e emocionais simplesmente pensando nelas não dá em nada. É preciso *estar* no corpo para curá-lo. É preciso cair na real.

Basicamente, somos todos humanos, correndo por aí, não querendo viver como humanos. Não queremos ter que *sentir* como é ter um corpo ou emoções. Pensando bem, o medo da comida ou de nosso corpo é algo inerentemente *antivida*. Literalmente, se você não comer, vai murchar e morrer. Isso é especialmente verdadeiro para transtornos alimentares mais extremos, como a anorexia, mas também é uma dinâmica subjacente de quem faz dietas crônicas, que está o tempo todo tentando ficar menor e mais "aceitável". Querer pesar cada vez menos pode ser um desejo inconsciente de *quase* não existir, não sentir, não ter que *lidar* com as coisas difíceis.

Não me interprete mal: *eu entendo*. A vida é muito difícil. Ter um corpo é *difícil*. Ter emoções é *difícil*. E faz sentido pensarmos que fazer dieta talvez nos salve da dor de existir. Não só ao emagrecer somos mais elogiados e aceitos em nossa cultura, como também, lembre-se, fazer dieta é uma maneira muito boa de nos entorpecer e nos distrair de nossas emoções e do que realmente está acontecendo.

Muitas, muitas pessoas com qualquer tipo de transtorno alimentar têm muita dificuldade de sentir como é estar no corpo. A consciência delas está totalmente na cabeça. E *para mim* foi revolucionária a ideia de levar minha consciência "de volta" a meu corpo e me dispor por inteiro a sentir e ser humana. Eu me propus a estar aqui e sentir a sensação de ter um corpo e ocupar espaço em vez de murchar e evaporar. Ficar obcecado por emagrecer é uma tentativa de abandonar o corpo — encolher e ocupar o mínimo de espaço possível neste mundo. E isso também nos faz *sentir* o mínimo possível. É uma flagrante manifestação de não querer estar aqui e não querer *lidar* com as situações.

No começo pode ser muito difícil e desconfortável "cair na real", principalmente devido às emoções e ao desconforto que subirão à superfície — as emoções que queriam ser processadas e sentidas antes e que foram postas à espera; senti-las é o único caminho saudável.

Ao comer, você está levando a "Terra" para seu corpo, amarrando-se ao planeta e mantendo-se vivo. Está dando *peso* à sua existência física. Pedir-lhe para comer e voltar para o corpo é pedir-lhe para aceitar ser humano. É pedir para se integrar com as partes mais desconfortáveis, confusas, terrenas, dolorosas e básicas de sua existência.

No seu corpo também é onde você está *mais* vivo, vibrante, poderoso e conectado. E quase todo mundo evita isso. Pedir-lhe para "cair na real" é pedir que sinta de verdade e habite o corpo que você achava ser muito grande e muito feio. É pedir que você ocupe espaço, o espaço que seu corpo naturalmente queira ocupar em vez de encolher e querer virar uma fadinha de pele e ossos que não precisa lidar com os problemas terrenos como comida, emoções e gordura. Precisamos nos dispor a sentir como é ter um corpo; e isso se aplica a qualquer pessoa, independentemente do seu tamanho natural. Em termos mais simples: não querer estar no seu corpo é não querer estar totalmente vivo, ser plenamente humano e habitar a Terra.

O conceito moderno de dieta também começou com uma visão de mundo religiosa que temia o corpo. Sylvester Graham, que inventou o biscoito Graham em 1829, era ministro presbiteriano que acreditava que fibras e grãos integrais reduziam o desejo sexual. Ele adotou uma dieta vegetariana e acreditava que "comida deliciosa" (palavras dele), carne e café nos levariam ao pecado.

No fim dos anos 1800, John Harvey Kellogg expandiu os ensinamentos de Graham. Sim, ele é o criador original dos sucrilhos Kellogg's e do que conhecemos hoje como granola (se bem que a dele era insípida, sem açúcar e visava diminuir o desejo sexual). Kellogg foi um médico muito religioso que acreditava que alimentos leves, fibras e uma "dieta simples e saudável" reduziam a libido e a masturbação.[59] (A ironia, lógico, é que ingerir "comida saudável" para reduzir o desejo sexual é contraditório por si só, porque isso significa que algo está errado — por exemplo, talvez, que você está faminto ou morrendo e seu corpo interrompeu a procriação.) Ele também prescrevia mutilação genital em homens e mulheres para reduzir o apetite sexual, era a favor da segregação racial e da eugenia e praticava a abstinência completa — jamais consumou seu casamento e todos os seus filhos eram adotados. Cara legal!

A seguir, John Harvey e seu irmão abriram uma empresa para vender um cereal antimasturbação: flocos de milho. É uma história verdadeira. O irmão de John, Will, importava-se menos com a pureza sexual e mais com os negócios, e queria colocar açúcar na receita para que o cereal ficasse saboroso. Mas John Harvey Kellogg era *totalmente contra essa ideia porque o açúcar aumentaria o desejo sexual*. Teve início uma rivalidade que eles nunca superaram e, para nossa sorte, Will, por fim, ficou com a Kellogg Company.[60] Vida longa aos sucrilhos! Essa conexão entre fibras, alimentação "saudável", pureza alimentar, espiritual e fobia extrema do corpo e da sexualidade é profunda e *não deve ser ignorada*. Esse foi o início do conceito moderno de dieta. Não menospreze o fato de que séculos de fomento ao medo acerca dos "pecados da carne" entraram em nossa psique coletiva. *Ainda hoje* atribuímos moralidade a certos alimentos e a algumas maneiras de comer: temos medo do que nosso apetite possa *dizer* sobre nós, atribuímos moralidade a certos *tipos de corpo* e ainda temos medo de sentir muita fome, comer muita porcaria ou sentir muitos desejos.

Ver seu peso e seu corpo como um problema não ajuda. Aceitar, sentir e habitar seu corpo em qualquer estado ou forma em que você se encontre é muito, muito importante. Seu corpo está o tempo todo pedindo que você volte para casa. Vamos, dê a ele o que ele quer.

COMER PARA AJUDÁ-LO A CAIR NA REAL

Você consegue começar a ver o ato de comer como algo que o leva fisicamente de volta a seu corpo e o ancora? Consegue sentir que ocupar espaço em seu corpo é importante para cair na real e ser totalmente humano?

Use esse conceito para ajudar a expandir sua consciência acerca de sua energia e de como é estar ancorado e habitar seu corpo — e como é ter uma relação melhor e mais plena com a alimentação.

ESTAMOS TODOS PRESOS NO MODO DE LUTA OU FUGA

O bom é que todas essas crenças sem base científica também são biologicamente corretas e tudo tem a ver com o modo de luta ou fuga de que falei antes. Em seu livro *O despertar do tigre*,[61] o psicólogo clínico Peter A. Levine explica que em *qualquer* situação estressante ou potencialmente ameaçadora à vida, a parte primitiva de nosso cérebro inconscientemente mobiliza adrenalina e energia no sistema nervoso para nos preparar para lutar ou fugir. Mas muitas vezes os humanos não permitem que esse processo instintivo de lutar ou fugir se complete naturalmente e descarregue a energia que acumulamos para esse fim. O resultado é que o corpo permanece em alerta máximo durante muito mais tempo que o necessário — e às vezes por toda a vida. E a única maneira de se curar e sair desse estado é sentindo as velhas e travadas sensações... Entrando em nosso corpo, respirando e sentindo.

Bagunçamos nossos processos biológicos e acabamos atolados no modo de sobrevivência. Acidentalmente, interferimos e anulamos as conexões de nosso corpo. Julgamos criticamente os mecanismos que existem para nos curar.

Portanto, agora existem dois estados de sobrevivência que causam estragos em nossa qualidade de vida: um é o modo de sobrevivência à fome e o outro é o modo de luta ou fuga. Ambos nos deixarão cheios de adrenalina por muito mais tempo que o ideal, o que causará estragos em nosso corpo, sobrecarregará nosso cérebro e nos esgotará totalmente durante anos a fio. Precisamos ativar o modo descanso e digestão, mas estamos presos.

Esse estado de alerta máximo, de luta ou fuga, é o que casualmente passamos a chamar de trauma. O sistema nervoso acredita que a ameaça ainda está presente mesmo quando estamos seguros. Algumas pessoas explicam o trauma como energia congelada no sistema nervoso e no corpo que precisa ser sentida somaticamente para "descongelar".

A intenção aqui não é menosprezar a vivência de pessoas que passaram por experiências terríveis ou abusivas e nem dizer que "todos estão igualmente traumatizados". Se você estiver passando por um trauma óbvio, ou se vive o estresse pós-traumático, procure a ajuda profissional que merece para guiá-lo na cura. E se algum exercício que apresento neste livro for "demais" para você, dê uma pausa, siga seu próprio ritmo e busque o apoio de profissionais de saúde mental.

Para o resto que não sabe se essa coisa de lutar ou fugir se aplica: no âmbito biológico, provavelmente sim. *Muito poucas* pessoas passam a vida sem trauma nenhum, e você deve ter estresse reprimido no sistema nervoso devido a uma série de experiências não processadas, especialmente se tende a evitar estar em seu corpo, se a ideia de voltar a ele gera desconforto, ou você fica facilmente estressado ou sobrecarregado.

Levine explica que o trauma não é só o resultado de uma situação de risco de vida. Pode provir de algo muito menos ameaçador, ao qual o sistema nervoso reage como se fosse uma ameaça à vida. Ou seja, seu corpo pode estar vivendo um trauma de algo que você sabe, na lógica, que nunca representou risco de vida — uma cirurgia, um tratamento dentário, uma experiência inócua na infância (como pensar que se perderia de seus pais em uma loja), ou um acidente de carro, bem como uma série de traumas emocionais e sociais, como coração partido ou vergonha social.

Nós, seres humanos, vivenciamos traumas em taxas muito altas[62] em comparação com os animais, porque raramente estamos em nosso corpo — porque pensamos em vez de sentir. E por isso, não deixamos que o processo biológico de luta ou fuga se complete. Por outro lado, os animais selvagens apenas vivenciam a resposta de luta ou fuga por estarem por inteiro em seu corpo, sem a opção de pular fora e usar a mente racional. Eles conseguem se recuperar depressa após o choque e "descarregar" ou "processar" a energia, em geral, por meio de tremores involuntários. Permitem que o lutador ou o fujão atue e, portanto, raramente experimentam os efeitos prolongados do trauma. Mas nós, humanos, interrompemos acidentalmente o processo. Em vez de sentir a sensação intensa no corpo e permitir que ela seja "descarregada" adequadamente, deixamos que nosso cérebro atrapalhe. Temos medo da intensidade da sensação, paramos de sentir e começamos a racionalizar. Não permitimos que a resposta de sobrevivência cumpra seu dever, e isso causa estragos em nosso corpo e mente no longo prazo.

A saída é sentir o que está em seu corpo. Na verdade, concentre-se nas sensações originais que estão acontecendo em seu corpo. Sinta como elas são percebidas e deixe-as se mover.

A próxima ferramenta o ajudará a estar em seu corpo com — e processar — as emoções e sensações, e o cerne dela é simplesmente respirar e sentir. Parecerá frustrantemente simples, talvez até *demais*, mas não é. Lembre-se de que estamos falando apenas de uma etapa para construir uma maneira diferente de lidar com as *coisas* não resolvidas e ajudá-lo a se acostumar a se render e sentir em vez de fugir.

» FERRAMENTA 3: RESPIRAR E SENTIR

Marque no cronômetro cinco minutos e deite-se. Sua única tarefa nesses cinco minutos é sentir a mais intensa sensação em seu corpo e respirar. Pergunte a si mesmo: *Qual é a primeira emoção que surge? Como você a sente?* E então, respire. Não tente mudar a sensação ou fazê-la desaparecer; deixe estar. Use sua curiosidade e veja o que pode aprender sobre ela: é quente? Fria? Está se mexendo? É pulsante? Irritante? Agitada? Aguda? É grande? De que cor é? É densa? Em uma escala de um a dez, qual é a intensidade? O que você mais nota?

Se isso está parecendo uma meditação, tem razão! É uma forma de meditação, curta e específica.

Se não estiver conseguindo experimentar as sensações, comece sentindo seu corpo no espaço. O que sente ao tocar sua pele? Qual é a sensação que ela provoca? E agora, como é a sensação sob sua pele? O que você sente? Então, pergunte de novo: *Qual é a sensação mais intensa em meu corpo agora?* A seguir, respire. Use a respiração para sentir *mais*, não menos.

Mas isso é muito desconfortável! Sim, excelente! Você está fazendo direito. Aproxime-se dessas sensações desconfortáveis e sinta como são e o que estão realmente fazendo em um nível bem básico. O exercício só dura cinco minutos, o desconforto não durará para sempre.

Se você esquecer o que está fazendo e o porquê de estar deitado e começar a pensar nas roupas que deveria ter posto na máquina de lavar, tudo bem, é a vida. Basta redirecionar calmamente seus pensamentos de volta ao corpo, respirando e sentindo, e perguntar: *Qual é a sensação mais intensa em meu corpo?* Trabalhe o hábito de sentir. É só o que você pode fazer.

E *agora*, quando as pessoas perguntarem: "Você medita?", poderá dizer: "Sim, eu medito. E me deito. E estou indo *muito bem*". Você pode também tentar fazer esse exercício de respiração e sensação na vida cotidiana — andando por aí, lendo e-mails ou sempre que inevitavelmente se deparar com experiências desagradáveis. Mas um passo de cada vez, amigo. Um passo de cada vez.

O MITO DO ESTRESSE E RESPIRAÇÃO

Existe um mito que diz que a respiração reduz o estresse. Acreditamos que a calma está a poucas respirações profundas de distância. "Acalme-se! Respire fundo!" Mas isso nem sempre funciona para todos. Às vezes, respirar pode inicialmente causar *mais* ansiedade, e isso porque quando respiramos profundamente, nossa consciência volta para o corpo e somos forçados a sentir *mais*. A respiração ativa energia e emoções antigas/estagnadas (ou nos coloca em contato mais completo com o estresse *do momento*), de modo que você pode se sentir pior antes de se sentir melhor.

Mas *queremos* adquirir o hábito de respirar no desconforto, porque é assim que o processamos em tempo real. Se tivéssemos o hábito de respirar e sentir, estaríamos prontos para processar nossas emoções quando surgissem em vez de evitá-las e armazená-las para usá-las em estados de pânico ou explosões posteriores. Mas como não sentimos em tempo real, essa energia fica estagnada e armazenada para mais tarde.

A maneira mais concreta de reconhecer a estagnação energética e emocional está nos músculos. Todo mundo tem emoções não processadas nos tecidos e músculos; eles ficam tensos e fazem estagnar a emoção e a energia potencial, até que intencionalmente as fazemos circular e as sentimos por meio de massagem, alongamento, respiração ou qualquer outro trabalho energético (como a ferramenta respirar e sentir). As emoções também ficam armazenadas em órgãos e outros tecidos do corpo.[63] A neurofarmacologista Candace Pert acreditava que o corpo era a mente inconsciente, e viu que nossas glândulas e órgãos têm receptores de peptídeos que podem acessar e armazenar informações emocionais. Ela declarou: "As emoções reais que precisam ser expressas estão no corpo, tentando subir e se mostrar e, assim, podem ser integradas e curadas, e recuperar a integridade."

A medicina oriental também correlaciona sistemas de órgãos a emoções não resolvidas. Por exemplo, a estagnação do fígado costuma estar associada à raiva não resolvida no corpo. Lembro-me de uma vez que fiquei *furiosa* deitada na mesa de acupuntura e disse à acupunturista, quando ela voltou para a sala, que estava *superfrustrada*, desconfortável e irritada. Ela disse: "É normal, estou mexendo no seu fígado."

A ferramenta respirar e sentir foi adaptada para ser a maneira mais simples de processar minhas próprias emoções estagnadas e para guiar os alunos da prática de dizer foda-se a processar as deles. Existem muitos métodos de cura cheios de nuances para equilibrar o corpo ou ajudar as pessoas a movimentar o que está preso: massagem, acupuntura, acupressão, yoga ou qualquer outro método alternativo que você possa imaginar (reiki, taping, Rolfing® etc.).

Você pode procurar *qualquer* tipo de trabalho corporal, energético ou movimento que o ajude a entrar em seu corpo. Pode tentar todo e qualquer método, como também simplificar as coisas e apenas respirar e sentir. É só uma maneira diferente de ajudá-lo a entrar em seu corpo, sentir e processar; entender isso lhe dará uma vantagem.

VOCÊ ACHA QUE PODE SE ODIAR PARA MELHORAR?

Quando eu tinha 4 anos, estava dançando na sala, caí e bati com força a maçã do rosto no canto do rack da TV. Fiquei com o olho roxo e uma cicatriz que tenho até hoje. Chorei muito, porque eu era *muito* dramática, e meus pais fizeram um curativo e discutiram sobre a necessidade de me levar ao hospital para tomar pontos (não levaram, daí a cicatriz).

"Nossa, é um corte profundo! Será que é melhor levá-la ao pronto-socorro?"

"Primeiro coloque um curativo borboleta para manter o corte fechado."

Curativo borboleta?! Meus pais tinham um curativo de borboleta secreto que eu não conhecia? Por que teriam escondido isso de mim? A promessa de uma borboleta em meu rosto interrompeu minha histeria por um instante, até que os vi abrir um curativo branco que não se parecia nem um pouco com uma borboleta. Em meio às lágrimas, eu disse: "Isso não é uma borboleta!"

"Não, é um curativo borboleta. É melhor que o Band-Aid normal para manter a pele fechada quando você tem um corte profundo."

Acho que comecei a chorar por causa do rosto machucado de novo. E a certa altura, comecei a repetir: "Eu me odeio, eu me odeio, eu me odeio, eu me odeio."

Meu pai disse: "Caroline, por que está dizendo isso?" Meus pais nunca me deram bronca por me machucar, não havia nenhuma razão lógica para eu ser tão dura comigo mesma, mas me lembro de me sentir envergonhada e furiosa. Eu não deveria ter sido tão *burra*, como uma *criança pequena*.

Já aos 4 anos eu queria que meus pais pensassem que eu era adulta. E aquele machucado era uma prova concreta de que não era. Era a prova de que eu era, na verdade, só uma criança burra a ponto de ficar girando perto da TV. Eles me avisaram que eu estava girando muito perto e que poderia cair, mas girei *mesmo assim. Eu me odeio. Por que sou tão burra?*

Se eu me odiasse abertamente, todos entenderiam que, pelo menos, eu *sabia que devia agir melhor*, e isso me ensinaria a deixar de ser uma criança tão estúpida que não tem controle total sobre seu corpo... *e talvez nem deva rodopiaaaarrrr! Sniffff.*

"Eu não devia ter caídooooooo!"

"Caroline, não foi sua culpa, as pessoas caem."

Mas eu tenho que ser melhor que as outras pessoas que são burras e caem quando giram.

Sinceramente, não sei que horrores de vidas passadas me ensinaram a ser uma esquisita perfeccionista, mas levei muito tempo para desaprender a ser assim.

Isso lhe parece familiar? Porque é esse tipo de culpa que as pessoas que fazem certas dietas se atribuem. *Eu deveria ser melhor que todas as outras pessoas que não conseguem emagrecer! E se não sou, tenho que ficar muito zangada comigo mesma por minha preguiça, meu fracasso e meus giros.*

Achamos que nos odiar e censurar vai manter nossa melhora. E que se formos bonzinhos e *compreensivos* conosco, começaremos a aceitar a preguiça e a feiura, e, *então,* até sermos *felizes* SEM ter permissão para isso! Ainda não somos bons o bastante para sermos felizes! Não sangramos o bastante para poder ter orgulho de nós mesmos! A felicidade não é permitida, pois as grandes empresas gastam bilhões de dólares em publicidade para nos fazer lembrar o tempo todo que *não deveríamos* estar felizes!

E quando vemos uma pessoa com mais peso feliz de verdade, parece tão estranho (nossos próprios medos acerca do peso nos consomem) que concluímos que ela deve ser, na verdade, infeliz. Achamos que precisamos nos odiar para nos aperfeiçoarmos, ter vergonha de nós mesmos para sermos mais responsáveis e bonitos.

Parecia mais fácil e seguro ser a *primeira pessoa* a me odiar por fracassar nas dietas e engordar — antes que mais alguém tivesse a chance de ter nojo de mim, eu sentiria isso primeiro. Essa seria a inspiração para eu mudar de vida de uma vez por todas e ser supercontrolada: iria à academia todos os dias, perderia o gosto por carboidratos e ficaria extremamente magra e bonita. E *bonita* é igual a *feliz*. Simples: o ódio levaria à felicidade.

Também tentei me *enganar* para não sentir vontade de comer usando uma ginástica mental e fantasias bem absurdas e estranhas. Por exemplo: uma vez, na faculdade, imaginei se conseguiria fazer dieta com sucesso fingindo ser uma vampira, e que todas as sobremesas eram meu verdadeiro amor que eu não podia comer. Obrigada, *Crepúsculo*. Também pensava em como Harry, Ron e Hermione podiam ligar tão pouco para comida, e percebi que só precisava ter uma grande guerra mundial entre bruxos com que me preocupar, porque, obviamente, isso seria melhor que ter vontade de comer.

Acho que não preciso dizer que não deu certo. Nunca consegui manter o "autoaperfeiçoamento" quando o fator motivador era o nojo. Você não pode se odiar para chegar à felicidade. Não é assim que ela funciona.

É óbvio que você vai sentir uma euforia passageira quando receber um aumento ou um elogio por perder dois quilos. Você "venceu". Nosso cérebro *adora* vencer. Mas normalmente confundimos essa emoção com a verdadeira felicidade. Sem uma aceitação constante, a euforia sempre leva à decepção e acaba se tornando um vício em si. Começamos a buscar emoções de aprovação ou vitória, mas acabamos nos perguntando por que ainda somos tão inseguros e infelizes.

Buscar essa euforia é o verdadeiro vício que deve preocupá-lo, e não os carboidratos.

A QUEM PODEMOS CULPAR?

Quando você começa a seguir a rotina do foda-se a dieta, é normal ficar com raiva e querer descobrir a quem culpar. Você desperdiçou anos com dúvidas inúteis, dolorosas e debilitantes acerca de si mesmo — porque lhe ensinaram a fazer isso. Você direcionava a raiva para si mesmo para conseguir mais força de vontade. Mas é hora de usar essa energia de um jeito diferente.

Sentir raiva traz benefícios. Pode encorajá-lo a se defender, dar-lhe o poder de ter uma opinião diferente das dos outros e ajudá-lo a criar limites fortes e saudáveis. Usar a energia da raiva e da revolta pode ser curativo nessa jornada e uma maneira incrível de recuperar seu poder e a autoestima.

Se você sentir raiva, não pode simplesmente ignorá-la, especialmente se ela for antiga e reprimida. É preciso vivenciá-la para que ela seja processada e desapareça; caso contrário, ela o dominará nos bastidores. Muita gente precisa descobrir novas maneiras de interagir com as pessoas que amam. Amigos, familiares, parceiros ou antigos colegas de dieta talvez comecem a deixá-lo frustrado e oprimido, porque ainda são vítimas da obsessão com o peso e a comida, e ainda querem que você também seja.

É tentador transformar essas pessoas em inimigos; por mais frustrantes que sejam os comentários e julgamentos, elas simplesmente creem no que ouviram falar sobre saúde, beleza e responsabilidade — assim como você também. Elas acreditam que ser magro é importante, seguro e saudável, que uma alimentação perfeita é importante e curativa — e, talvez, que é preciso falar sobre isso constantemente, para o bem de todos.

Muitas pessoas com quem trabalhei têm muita raiva da família e, muitas vezes, da mãe — a primeira parceira de dieta de muita gente. A mãe de uma aluna minha tem 80 anos e ainda considera o açúcar um mal, e ainda faz comentários sobre todos os alimentos que sua filha de 55 anos coloca na boca.

Muitas pessoas são obcecadas por alimentação, pureza, peso, exercícios e aparência. E quando têm filhos, isso pode ser a causa de muita alimentação disfuncional nas crianças, muito autojulgamento e muita dor. Não é surpresa que as neuroses e crenças de nossos pais moldam e afetam as nossas antes que tenhamos a chance de *desaprendê-las*.

A melhor maneira de seguir em frente é aceitar que eles tentaram, mas não sabem o que estão fazendo nem do que estão falando. No fundo, a maioria das pessoas tem boas intenções; mesmo que ajam como babacas insensíveis, elas acham que estão ajudando de verdade e que você é teimoso demais para ouvi-las. E talvez você mesmo tenha sido assim também, e não há muito tempo.

Por isso, tente entender que sua mãe, avó, a amiga que jura que encontrou uma dieta que funciona, seu professor de dança ou seu médico, todos estão fazendo o melhor que podem. Quanto mais cedo você entender isso e perceber que agora é *mais livre*, independentemente do que os outros pensem, e entender que seu valor não tem nada a ver com peso nem com as crenças alheias sobre ele, mais fácil será. E por mais frustrantes que as pessoas continuem a ser, ver-nos como vítimas de um paradigma maior tornará mais fácil viver ao lado delas em um mundo que valoriza a magreza acima de (quase) tudo.

Você tem permissão e eu o encorajo a tirar espaço em sua vida para toda e qualquer pessoa que não consiga parar de falar de dieta. E *pode dizer* a elas que parem de falar de dietas e peso perto de você.

Relacionar-se com pessoas que fundamentalmente não concordam com você, ou que insistem no que aprenderam a acreditar sobre o próprio corpo, é uma das partes mais frustrantes ao dizer foda-se à dieta — e, com toda a sinceridade, uma das partes mais frustrantes da vida. Às vezes é desanimador e até doloroso, mas só o que você pode fazer é trabalhar a si mesmo e deixar claro o que acredita. Apresentarei maneiras mais específicas de fazer isso na parte mental, quando falaremos mais sobre crenças.

Usar a raiva como combustível para se proteger, manter-se equilibrado, ocupar espaço e recuperar o tempo perdido ajudará a reverter o silenciamento, a opressão e o ódio por si mesmo. A raiva será útil no início, mas ainda *mais sustentável* é a compreensão de que a maioria das pessoas é alheia ao que está acontecendo — elas acham que podem ajudá-lo a ser mais feliz e saudável, mas não sabem que estão apenas vomitando dogmas aleatórios e que são, na verdade, vítimas.

Além disso, outros desenvolvem obsessões com alimentação e peso não por causa da família, mas porque a mídia e a cultura, em geral, são *obcecadas por magreza e boa forma*. Recomendo que sinta raiva da cultura que o convenceu de que você não era o suficiente, que perceba que fazemos parte dela e descubra como pode ajudar a mudá-la.

Você pode lutar para mudar os padrões de beleza, explicar o que está aprendendo e apelar para a humanidade das pessoas pedindo que respeitem a sua — e recomendo que faça isso *sem viver* com raiva, e sim *usando-a* para se rebelar, processar suas emoções e escolher ser otimista. Sou fã de rebelião e otimismo. Acredite que essa nova maneira de perceber o mundo, a comida e o corpo pode vir a ser a forma como a próxima geração verá tudo isso também.

Por outro lado, curar seus "problemas" com a comida e o peso também pode ter um efeito curativo nos relacionamentos. Uma aluna minha compartilhou comigo:

Estou percebendo que dizer foda-se para dietas me APROXIMOU de amigos que ainda fazem dieta. Eu me sinto compassiva e neutra, separada deles e de suas dietas; agora, estou interessada em explorar outros temas além de regimes, e assim, conseguimos nos conectar de uma maneira mais profunda. Eu não esperava isso e está sendo muito legal!

Vitória para o foda-se a dieta!

Acima de tudo, lembre-se de que você pode ser feliz mesmo se as pessoas não entenderem a razão. Experimente o seguinte: "Você pode pensar que não me dedico o suficiente a ser fitness, mas não dou a mínima para o que pensa. Espero que você esteja realizado de verdade e feliz com seu jejum intermitente."

Não se esqueça: foda-se.

ESCREVA UMA CARTA PARA SEU EU MAIS JOVEM

Pode escolher a idade, mas defina um momento em que você precisou da compreensão de alguém e de ajuda para se levantar quando era jovem. Escreva sabendo o que sabe agora. Talvez seja bom escolher a idade com que começou a fazer dieta ou quando estava no meio de seu sofrimento alimentar. O que esse jovem precisa ouvir?

E se for tudo bem, volte no tempo e escreva uma carta de seu eu mais jovem para o de agora.

Entre em sua Tardis ou em um DeLorean e descubra se a melhor história é a de Adão e Eva ou do Big Bang e a evolução, e então, marque-me no Twitter e me avise para que possamos espalhar a notícia. Mas não pise em nenhuma borboleta. O efeito borboleta tem esse nome por alguma razão. Muito bem, vá escrever.

RENDA-SE À DESORGANIZAÇÃO

Sentir é confuso. Emoções são confusas, assim como todo o processo de dizer foda-se à dieta. Nada é linear nem direto. Está tudo bagunçado — mas tudo bem, é assim que deve ser. Isso lhe ensina a se render à desorganização.

176 | F*DA-SE A DIETA

Uma aluna se deu conta do seguinte:

Minha ortorexia e obsessão com a pureza era, na verdade, uma obsessão por ser "especial", diferente, única. Ser obcecada pela pureza dos alimentos me fazia sentir que era parte da elite. Eu era boa demais para restaurantes, boa demais para a comida de meus pais. Abandonar esse controle tirou o peso do mundo de meus ombros.

Nossa esperança é poder usar a dieta ou o emagrecimento para nos sentir especiais ou intocáveis, o que é só outra maneira de tentar nos sentir dignos de amor ou adoração. A alternativa para permitir e sentir a imperfeição é decidir nunca abordar o fato de que fracassamos — nem sentir as emoções que acompanham o fracasso.

Os humanos sempre serão desorganizados e imperfeitos. Não vejo como podemos esperar nos curar sem nos render a isso e nos permitir passar pela confusão das fases de cura e aprendizagem. A cura chega quando, por fim, estamos dispostos a admitir isso e *sentir* o que acompanha essa imperfeição. Repito: a questão é *sentir* e parar de fingir que a coisa não existe. No meio dessa confusão é exatamente onde você deveria estar.

Sei que você já deve ter ouvido isso muitas vezes e revirado os olhos, ou dito: "Sim, claro, estou exatamente onde deveria estar, blá-blá-blá. Agora, deixe-me emagrecer." Mas a cura para a vergonha do próprio corpo não é emagrecer, se tornar mais perfeito, ganhar mais dinheiro, impedir reconhecer como nos sentimos nem controlar cada minuto. O perfeccionismo é só um escudo temporário que nunca o ajudará a lidar com o que você está sentindo por dentro. Você vai erguer mais muros enquanto continua desmoronando por dentro, morrendo de medo de que o mundo descubra como seus braços são. Ou aprendendo que — choque! — você não tem tudo sob controle. São apenas mais muros separando você cada vez mais do mundo real.

Na verdade, *sentir-se* imperfeito, envergonhado, errado, rejeitado ou desajeitado é a chave. É disso que estamos falando quando nos referimos à "vulnerabilidade": sentir, deixar entrar e saber que isso não vai nos destruir. Sentir nos permite processar as emoções e nos tornar pessoas mais fortes, mais completas e integradas. Aprender a sentir não só propiciará novas maneiras de experimentar o que você costumava reprimir, como também o ajudará a aceitar a confusão. Ninguém precisa de perfeição.

A PARTE MENTAL

A parte mental desse processo é trabalhar tudo aquilo de inútil e doloroso que *aprendemos* sobre peso e o corpo. Muitas vezes, são essas crenças que tornam a prática de dizer foda-se às dietas tão difícil — mesmo que a esta altura você já esteja se sentindo muito melhor comendo, ainda vai precisar eliminar as regras alimentares de uma vida inteira, a culpa e as crenças corporais. Se elas não forem controladas, poderão causar estragos, deixando-o paralisado e com medo. Esta é a fase em que tomamos consciência e curamos a "restrição mental" que ainda persiste. Vamos começar a desvendar e identificar nossas crenças limitantes.

Muitas pessoas se sentem tentadas a experimentar dizer foda-se às dietas enquanto "cuidam do peso". Cuidado: se não estiver disposto a enfrentar o medo de engordar, você vai acabar no ponto em que começou. Sei que é muito difícil; se fosse fácil, o peso não seria o grande drama que ainda é em nossa cultura e vida pessoal, e você não precisaria deste livro. Nossas crenças sobre beleza, peso e valor estão no cerne de nossa relação complicada e disfuncional com a comida, e dispor-se a desaprender o que aprendeu e mudar suas crenças sobre peso fará toda a diferença no fim.

Não há como você aprender a comer normalmente sem entender como veio parar aqui.

DESFAZENDO OS NÓS

Gosto de descrever nosso inconsciente como um grande emaranhado de crenças inúteis. No início, tudo é disfuncional, confuso e estressante, e é muito fácil entrar em pânico diante desse emaranhado cheio de nós. Nem sequer sabemos qual é a raiz de nosso pânico, mas ele está conectado a um milhão de pensamentos, medos e crenças que, a toda hora, acionam nossos gatilhos.

Desembaraçar esses fios e desfazer esses nós é um trabalho lento e de paciência. Não dá para fazer tudo de uma vez, simplesmente puxando um fio: a profusão de nós é muito mais complexa que isso. Cada laçada apertada é como uma crença inútil que está contribuindo para o mega nó indutor de ansiedade. Às vezes, puxar um fio fará com que a laçada fique ainda mais apertada. Vá devagar, com foco e compaixão, fio por fio. E seja gentil com o nó, porque ele também é senciente.

No início, quando os fios estão extremamente entrelaçados, é difícil ver como estão conectados, porque é uma bagunça. A tarefa é opressiva. Porém, quanto mais você destrincha o emaranhado, mais fácil de ver o caminho por onde os fios passam e mais claro se torna o próximo passo.

Existe uma complicada teia de ansiedade, criada e perpetuada através de uma trama cheia de nós menores; portanto, trabalhe nisso primeiro. Identifique de onde vem a ansiedade e desfaça cada laçada lenta e pacientemente. Quanto menos emaranhada estiver sua mente, mais nitidez você terá e mais fácil será ver *de onde* vem o estresse e o *motivo* de o estar sentindo. Você vai desembaraçar tramas com nós grandes e pequenos pelo resto da vida, mas o processo se torna mais fácil e claro à medida que cada uma vai sendo desmanchada.

Essa metáfora também serve para ilustrar que sim, você é um grande nó que precisa ser desembaraçado, mas não está perdido. Cortar os nozinhos também não vai ajudar; seria simbólico, não sei, talvez como uma lobotomia. Portanto, faça parte do movimento antilobotomia e comece um lento processo de desembaraçar todas as suas crenças inúteis.

» Ferramenta 4: esvaziar a lixeira cerebral

Não poderemos desembaraçar nada se nem sequer vemos o nó, de modo que esta ferramenta é o primeiro passo para isso. Não podemos nos curar se nem sabemos qual é o problema! O exercício de esvaziar a lixeira cerebral ajudará você a ver o que está acontecendo abaixo da superfície. E lhe dará muito mais consciência. E consciência é sempre o primeiro passo.

Para esvaziar a lixeira cerebral basta escrever direto, durante vinte minutos, o que lhe vier à cabeça sobre tudo que você pensa, sente e com que se preocupa no momento. Tire tudo de seu cérebro confuso e ponha-o no papel. É isso, simples assim.

Sempre fui contra diários. Achava que era uma bobagem sem sentido. Além disso, eu era *escritora*, de modo que se fosse para *escrever*, teria que ser algo *brilhante* que eu pudesse compartilhar ou guardar para sempre. A ideia de manter um diário como prática me incomodava. Também não achava que isso ajudaria ou *resultaria em* algum ganho. Mas agora, devo admitir que eu estava errada, porque o diário da lixeira cerebral mudou minha vida. Guiou-me pela arte de dizer foda-se às dietas e por todas as percepções e emoções que tive enquanto seguia em frente. Acho que foi uma das atitudes *que mais me ajudou*. Não subestime essa prática.

Dedicar vinte minutos a limpar a lixeira cerebral é uma maneira de obter clareza sobre o que está acontecendo na mente, no coração e no inconsciente. Nada é mundano ou mesquinho demais. Basta escrever o que lhe vier à mente, sem edição, sem parar. Não critique o que você produzir; escreva o que está ocupando espaço em sua mente e que o preocupa hoje. Não julgue, não se censure. Tire tudo de sua cabeça e coloque no papel, no qual você poderá ver.

Nossos pensamentos serão sempre loucos, neuróticos e preocupados; é assim que o cérebro funciona. Pensamentos mesquinhos e estressantes nunca deixarão de aparecer; portanto, em vez de nos deixar consumir por eles, podemos lançar luz sobre eles e entender que é só

182 | F*DA-SE A DIETA

uma mente normal e louca tagarelando. *Olá, cérebro! Já sei qual é a sua, seu sacana. Obrigada por tentar estragar meu dia.* Mergulhe na loucura.

Se quer mesmo se curar, precisa parar de ignorar o que acontece na sua mente, no seu coração e corpo. Essa é uma maneira de pegar o caos mental, encará-lo nos olhos e entendê-lo.

Esvazie a lixeira cerebral sempre que se sentir estressado, oprimido, emotivo, confuso, quando começar a entrar em pânico porque suas calças não lhe servem de novo e sempre que precisar de clareza ou orientação.

Quando eu esvazio a lixeira cerebral, falo de todos os meus medos e fatores de estresse, anoto minha lista de tarefas, ideias sobre o que dizer ou como responder a um e-mail ou como organizar um curso on-line que desejo criar, fantasias sobre meu futuro, piadinhas para mim mesma, peço ajuda/orientação, escrevo ideias para tuítes... O que você quiser. É uma limpeza cerebral. Não há como errar; basta escrever. Durante os primeiros seis meses da prática do foda-se a dieta, quase tudo que eu escrevia era sobre comida e peso. Aos poucos, conforme meu foco ia mudando, o conteúdo da minha lixeira cerebral mudava também.

Lembre-se de que isso não é um diário. Você não vai deixar esses diários para seus filhos e netos. Para que você se sinta à vontade para escrever sobre o que acontece *de verdade* e como se sente, saiba que são diários descartáveis. Jogue-os fora imediatamente se quiser. Rasgue-os. Ou espere encher um e jogue-o fora. Escreva sem preciosismo; frases completas e gramaticalmente corretas são opcionais. Você pode ler tudo de novo ou nunca. A tarefa é só escrever tudo que está pensando; ao fazer isso em tempo real, você medita no papel, usa as anotações para observar seus pensamentos e padrões e, assim, abre um espacinho em sua mente, saindo da confusão e olhando para ela em preto e branco.

Adapte o exercício para que funcione para você. Faça-o uma ou cinco vezes por dia. Faça um ritual ou use-o conforme o necessário. Eu recomendo vinte minutos por dia, mas pode fazer durante dez minutos ou uma hora. Só o que queremos é obter um pouco mais de elucidação e facilidade, examinando, devagar e sempre, o que constitui esse nó. Faça isso, vai ajudar.

O PODER DAS NOSSAS CRENÇAS

Era uma vez um velho milkshake normal que fazia parte de um estudo. Esse estudo media os níveis de grelina nas pessoas que consumiam o milkshake. Lembre-se de que a grelina é o "hormônio da fome" e que, quando sobe, sinaliza ao corpo que é hora de comer. Níveis elevados de grelina equivalem a fome; grelina baixa indica inapetência. E quando esse hormônio da fome aumenta, *desacelera* o metabolismo "para o caso de você não encontrar alimento", segundo Alia Crum, a psicóloga clínica que conduziu o estudo.[64]

Dois grupos receberam esse milkshake. O primeiro o recebeu em um copo com o rótulo "Sensishake: sem gordura, sem culpa — 140 calorias". Esse grupo pensava que estava bebendo algo "saudável", sem gordura e de baixa caloria. O outro grupo recebeu o mesmo milkshake normal em um copo com o rótulo "Indulgência: a decadência que você merece — 640 calorias".

Na verdade, o valor calórico do milkshake era intermediário: 380 calorias. E antes que você implique comigo porque estou falando de calorias, garanto que vai valer a pena.

Quando os participantes beberam o milkshake que *achavam* ter 640 calorias, seus níveis de grelina caíram. Não sentiam mais fome.

Mas quando os participantes do segundo grupo beberam o milkshake que achavam ter apenas 140 calorias, seus níveis de grelina *não caíram*. Os níveis hormonais permaneceram altos, eles continuavam com fome e seu metabolismo continuava lento, *embora tivessem bebido o mesmo milkshake que o outro grupo.*

Ouviu isso? O mesmo milkshake teve efeitos completamente diferentes nos dois grupos, com base no que eles *acreditavam* estar consumindo.

"Nossas crenças são importantes em praticamente todos os domínios, em tudo o que fazemos", disse Crum. "Acho que não demos crédito suficiente ao papel de nossas crenças em determinar nossa fisiologia, nossa realidade."

Isso significa que suas *crenças* sobre o que está comendo têm mais poder sobre sua resposta fisiológica aos alimentos que o valor calórico e nutricional real. Seu corpo é fortemente afetado pelo que sua *mente* faz e pensa. E é *por isso* que só *pensar* em fazer determinadas dietas pode desencadear uma compulsão alimentar.

Pensamentos sobre a "necessidade" de emagrecer e cortar alimentos podem fazer o corpo sentir os efeitos da privação antes mesmo de você começar a restrição física, o que automaticamente afetará seus hormônios de fome e saciedade. O simples fato de *considerar* a possibilidade de fazer dieta pode dizer a seu corpo para manter altos os níveis de grelina, deixando-o fisicamente mais faminto do que estaria se pretendesse comer o que quisesse. O corpo se lembra das dietas que você fez e não se deixa enganar.

Esse fenômeno é a *restrição mental* de que falei antes. É por isso que suas crenças negativas e temerosas sobre comida e seu corpo precisam ser enfrentadas para sair desse ciclo disfuncional.

Uma vez que a maneira como pensamos sobre os alimentos que ingerimos provoca uma resposta fisiológica no corpo, gosto de incentivar as pessoas a aceitar esse conceito e segui-lo, porque muita gente anda acreditando que tudo o que comem está matando-as. Elas acham que não deveriam comer algo *enquanto* o comem. O quão útil você acha que isso é? Que tipo de resposta fisiológica isso provoca no corpo? Uma resposta estressante de merda, isso sim.

SUAS CRENÇAS SE
TORNAM VIÉS DE CONFIRMAÇÃO

Não só nossas crenças afetam diretamente nosso corpo, como também moldam a maneira como vemos o mundo ao nosso redor. Esse é um fenômeno psicológico chamado "viés de confirmação", pelo qual filtramos evidências e interpretamos tudo como uma confirmação de nossas crenças e teorias *existentes*.

É assim que as pessoas acreditam em falsas teorias da conspiração que dão suporte àquilo no qual já acreditam – mesmo que tenham que distorcê-las para que se encaixem. Essa é também a razão de como e por que nosso país e o mundo estão tão divididos; é por isso que os dois lados acreditam em dois "fatos" completamente diferentes.

Muitas crenças são inconscientes. Não temos total ciência delas sem que haja uma completa busca ativa — mas, mesmo escondidas, elas podem moldar a maneira como interpretamos o mundo e interagimos com ele. Vivenciamos aquilo em que acreditamos.

As crenças estressantes ou negativas costumam ser chamadas de *limitantes* porque, literalmente, limitam você e à sua experiência de vida. Todas as suas crenças sobre dinheiro, amor, vida, felicidade e saúde afetam você prática, inconsciente e energeticamente, e estão sendo refletidas de volta para você através da maneira como interpreta sua realidade. Damos atenção às coisas que confirmam nossas crenças e ignoramos as que as negam.

Esse conceito de crenças limitantes se aplica a tudo, inclusive à sua relação com a comida e o peso. E são suas crenças sobre comida e peso que tornam esse processo tão difícil. Na prática de dizer foda-se às dietas, as crenças podem surgir furtivamente meses depois. Uma aluna declarou:

Eu estava indo bem e me relacionando muito melhor com a comida, até que senti a velha ansiedade voltar, como se estivesse esperando acontecer o inevitável. Percebi que estava encarando isso como mais uma dieta de curto prazo como as que fiz no passado. Eu acreditava que NÃO IA DURAR. Quando analisei essas crenças, percebi que não tinha que esperar acontecer o inevitável. Não era uma questão de "bom" ou "ruim". Lembrar que eu nunca mais voltaria a passar fome me fez relaxar.

186 | F*DA-SE A DIETA

A melhor maneira que conheço de trabalhar com a restrição mental é tomando consciência das suas crenças; e a melhor maneira que conheço de ajudá-lo a fazer isso é dizendo a você que *escreva* (esvazie sua lixeira cerebral). Se conseguir fazer uma pausa e tentar identificar crenças ocultas sem papel e caneta, ótimo, mais poder para você. Mas eu descobri que escrever não só ajuda a encontrar crenças limitantes, como também a lembrar, se referir a elas. Quando as crenças se escondem nos cantos escuros de nosso inconsciente, não percebemos que elas estão nos controlando. Portanto, ilumine-as. A chave é ter consciência do que está governando você. Olhe a coisa bem nos olhos e diga: *Eu sei qual é a sua, seu filho da mãe!*

ENCONTRE ESSES FILHOS DA MÃE

Sente-se e faça uma lista de todas as crenças negativas e limitantes sobre comida e peso que você possa imaginar. Provavelmente será uma lista bem longa. Lembre-se de que o primeiro e essencial passo é a conscientização.

Lembra-se daquelas regras alimentares que você escreveu na parte física? A maioria delas é de crenças limitantes. Reveja essa lista e identifique as que ainda parecem verdadeiras ou que geram estresse ao pensar em abandoná-las.

Como saber se uma crença é limitante? Causa estresse? Se sim, é negativa ou "limitante".

Comece a levar em conta que muitas crenças estressantes são falsas. Esse é o primeiro passo.

RESTRIÇÃO MENTAL E COMPULSÃO ALIMENTAR

Se você ainda come compulsivamente, ainda está se negando alguma coisa. E se não consegue descobrir o que é, provavelmente isso decorre da restrição *mental* e da culpa em relação à comida. Segundo minha experiência, encarar as crenças limitantes e negativas é a maneira mais fácil de desvendar e curar as restrições mentais que ainda persistem.

A compulsão alimentar *não acontece* porque você é um viciado em comida totalmente descontrolado, mas porque ainda não come o suficiente ou não acredita que tem mesmo *permissão* para comer, e essa falta de confiança continua afetando-o.

Isso é verdade se você for *realmente* compulsivo ou comer um pouco demais a toda hora; a resposta é a mesma. Comer de um jeito que faz você sentir que está descontrolado acontece por restrição ou resistência a estar em seu corpo e sentir, e, muitas vezes, os dois ao mesmo tempo.

Todas as regras alimentares, a culpa e as crenças sobre comida das quais você ainda não se livrou continuam afetando sua alimentação e seu apetite. Seu corpo não quer que você faça dieta ou passe fome; ele quer que você coma. Portanto, se está comendo compulsivamente, sua tarefa é descobrir o que ainda está se negando a fazer.

Se você não tivesse um cérebro capaz de pensar demais em literalmente tudo, dizer foda-se à dieta seria muito fácil. Se fosse uma marmota, por exemplo, e só agisse por instinto, você teria atendido à sua fome, saído de um estado metabólico baixo e pronto. Animais não têm problemas com a imagem corporal. Não se deixam entrar em ciclos de culpa-arrependimento ao comer.

Se você fosse uma marmota, facilmente se permitiria comer muito para compensar a fome/dieta e se deixaria engordar. Você se permitiria passar um tempo descansando e se recuperando, e bum! Antes que percebesse, sua fome/dieta e fase de recuperação seriam uma lembrança remota. Seu apetite se normalizaria e você conseguiria se concentrar em um milhão de outras coisas.

188 | F*DA-SE A DIETA

Mas não é isso que fazemos. Pensamos demais, entramos em pânico, achamos que tudo está terrivelmente errado. Deixamos que nossas *crenças* desencadeiem emoções e pânico, sentimentos que temos muito medo de encarar. Duvidamos de nós mesmos, do processo, de nosso corpo. Temos medo de ficar irreconhecíveis, infelizes e indignos de sermos amados. E o pânico só aumenta.

COMECE A COLETAR CRENÇAS

Quando esvaziar sua lixeira cerebral, anote suas crenças em uma lista separada — aquelas que talvez estejam comandando o show e mantendo você preso. Reclamar de verdade e escrever sobre o que o incomoda em sua lixeira cerebral pode ajudá-lo a descobrir quais crenças podem estar causando isso.

Pergunte-se também: "Que crenças estão fazendo eu me sentir assim?", e anote-as a seguir.

CADA UM TEM SUAS RAZÕES

No ensino médio, comecei a engordar e emagrecer, e meus sutiãs iam do tamanho 52 ao 58. E ao mesmo tempo, Jessica Simpson saía nos tabloides passando pelo efeito ioiô também. Ela emagrecia com uma dieta e, meses depois, engordava tudo de novo nos seios, braços e rosto — e os tabloides acabavam com ela. E tudo que eu via era: *esse é meu corpo. É assim que eu engordo e emagreço também. Também estou um caco, também deveria sentir vergonha.* Eu condenei a mim mesma do mesmo modo que os tabloides fizeram com ela. E ela era *linda*. Meu Deus, devo ser muito feia!

No oitavo ano, no intervalo de poucos meses, passei de viver minha vida como uma criança despreocupada a ouvir caminhões buzinando enquanto eu corria e homens assustadores me assediando na rua quando eu passava. Não conseguia acreditar no que estava acontecendo. Quem eram esses homens? Isso era normal? Não me consideravam uma pessoa? Eu ainda estava no fim do ensino fundamental, mas isso se tornou uma realidade constante para mim. Relacionei isso com meus seios, que estavam relacionados a meu peso. De repente, meu corpo era a única coisa que me definia, e eu não tinha controle sobre essas reações abertas e agressivas. Em minha cabeça de adolescente, o assédio era como um castigo por não ser mais magra, e por muito tempo achei que emagrecer faria isso acabar.

Mas o assédio nas ruas não foi a única razão de minha relação com o peso ter se tornado tão disfuncional, porque mais ou menos nessa mesma época, quando eu tinha 14 anos, os médicos me disseram para não engordar e tomar cuidado com a ingestão de carboidratos e gordura por causa da síndrome dos ovários policísticos. Para mim, isso foi só mais uma prova de que emagrecer e ser obcecada pelo peso eram uma causa importante e legítima. Ninguém conseguia me convencer de que eu estava me alimentando de uma maneira disfuncional, porque aquela relação havia sido basicamente prescrita pelo médico.

Para piorar, eu queria fazer faculdade de teatro musical e seguir a carreira de atriz. Estranhamente, meu fardo era eu ser naturalmente muito talentosa e, portanto, *se tivesse a aparência certa*, poderia entrar em um programa de ponta. Se eu fosse pequena e delicada para combinar com minha voz bonita e meu "tipo", meus sonhos poderiam se realizar. Mas se eu *não conseguisse* controlar meu peso, sentiria como se estivesse me autossabotando. Nunca estaria em um programa de primeira linha e nunca seria contratada. *E meus seios não cabem em VESTIDO NENHUM! É tudo minha culpa. Preciso voltar à dieta Atkins e me controlar de uma vez por todas.*

Eu acreditava que, se quisesse realizar meus sonhos, não ser mais assediada na rua e não perder o controle sobre minha saúde e desenvolver diabetes e infertilidade graças à síndrome dos ovários policísticos, *tinha* que emagrecer e permanecer magra, trabalhar mais minha força de vontade. *Tinha* que parar de comer carboidratos e seguir as dietas que, paulatinamente, se tornavam cada vez mais difíceis de manter. Se não conseguisse, estaria deixando meu vício em comida minar meu *destino*.

Eu tinha certeza de que minha saúde e carreira estavam diariamente em jogo, todos os dias, a cada mordida que dava, a cada quilo que ganhava, e que meu peso era a causa de todos os meus problemas. ERA CATASTRÓFICO. Cada pedaço de comida engolido era como um teste: conseguiria ser um ser humano bem-sucedido ou não? Continuaria sendo digna e admirável ou acabaria doente, feia e fracassada?

Enquanto meu corpo lutava contra minhas obsessivas restrições e por força de vontade, a comida ocupava todos os meus pensamentos, e minha vergonha só aumentava devido à minha incapacidade de seguir direito uma dieta. *O QUE há de errado comigo? Estou tão fora de controle assim?* Eu me sentia absolutamente miserável. E ninguém foi capaz de me dizer que o que eu estava fazendo e defendendo não era saudável, porque vivemos em uma cultura na qual a maioria das pessoas faz a mesma coisa em diversos graus e é celebrada por isso.

Essa foi minha experiência. Você tem a sua. Cada um viveu sua série de eventos que o fez acreditar que precisava controlar seu peso. Cada um passou a acreditar que a vida seria melhor se conseguisse ser menor ou estar mais em forma. Pode ter sido algo que alguém disse uma vez ou que se ouve repetidamente. Pode ter sido algo aparentemente comum e inofensivo, ou algo mais traumático.

Analisar as experiências que o levaram ao seu peso e à obsessão por comida não tem o objetivo de mantê-lo preso ao passado, nem pensando no que poderia ou deveria ter feito. Isso o ajudará a analisar as *crenças fundamentais* que essas experiências formaram. São as crenças que provavelmente estão comandando o show nos bastidores, bem vivas em seu inconsciente, mas que não servem para nada.

Por exemplo, graças às minhas experiências com assediadores, internalizei a ideia de que meu peso me deixava insegura e que meus seios não me davam controle sobre como as pessoas me tratavam. E o fato de ser curvilínea me tornou um alvo fácil para comentários nojentos ou agressivos. E ser magra era a única coisa que faria eu ser respeitada ou que me manteria segura. Nenhuma dessas crenças é útil ou inerentemente verdadeira. Mas eu as tornava verdadeiras ao mantê-las comigo.

ESCREVA SEU HISTÓRICO

Dedique uns vinte minutos para escrever seu histórico alimentar e corporal até o momento. Escreva como era sua vida antes de começar a fazer dieta, como e por que começou, o que o levou a acreditar que precisava emagrecer e como foi o processo. Vá fundo, recorde coisas que preferiria esquecer. Provavelmente será um histórico triste e o processo talvez seja desconfortável, mas esse é o primeiro passo para a cura. E ganhe bônus extras por estar em seu corpo, respirar e sentir enquanto escreve e recorda!

A seguir, analise e sublinhe as experiências específicas que se transformaram em crenças limitantes que ainda hoje o afetam. Por exemplo, "Eu era sempre elogiada quando perdia peso" pode ter feito você acreditar que "Emagrecer faz as pessoas terem orgulho de mim".

Coloque essas crenças limitantes destacadas em uma lista separada e guarde-a para futura referência. Continuaremos coletando crenças negativas para trabalhar mais nelas.

Lembre-se de que quanto mais conseguir respirar e sentir durante tudo isso, melhor começará o processo de desembaraçar o emaranhado de nós.

O QUE ACHAMOS QUE
GANHAREMOS SENDO MAGROS?

Meu plano era o seguinte: quando conseguisse seguir direito a dieta low-carb, não comer mais pão e permanecer magra, tingiria meu cabelo de loiro. *Assim*, ficaria magra *e loira* — e talvez até fizesse uma plástica no nariz. Quem sabe diminuir minhas grandes bochechas ajudasse com o nariz; teríamos que ver.

Quando eu for magra, serei bonita e confiante, e aprovada em todos os testes que fiz para papéis no teatro. Irei a festas o tempo todo; vou amar socializar com todo mundo e rir. Serei engraçada, legal, me vestirei bem e tudo será muito mais fácil.

Eu também tinha planos de fazer parte de um grande drama político-cultural para, de alguma forma, estar em uma peça com uma das esposas de um amigo do Príncipe Harry. Depois, todos sairíamos para jantar; mas eu não saberia quem ele era, por não prestar atenção nas notícias, e ele se apaixonaria por minha personalidade centrada, charmosa, bonita, magra, loira, recatada, sem sede de poder. Também é importante esclarecer que, quando comecei a escrever este livro, o Príncipe Harry era solteiro e, agora, já editando meu original, ele acabou de se casar com uma atriz encantadora, bonita, magra e *não loira*. Ah, como nossos sonhos morrem... Eu tinha muitas outras fantasias que aconteceriam em Londres também, e em muitas delas conheceria George Weasley — de preferência em um café trouxa.

O denominador comum de todas essas fantasias é que eu seria magra. Isso era o mais importante. Outro traço comum, embora inconsciente, era que eu me apaixonaria por um ruivo britânico muito estimado. (George tem uma *muito bem-sucedida loja de truques, brincadeiras e doces para bruxos e bruxas*. Mas, obviamente, eu não pretendia comer nenhum doce mágico da loja dele, porque seria uma deusa low-carb.)

Ao longo dos anos, dependendo da dieta que estivesse fazendo, minhas fantasias mudavam. Durante a fase *Mulheres francesas não engordam*, eu seria magra, seria dona de um guarda-roupa incrível cheio de roupas versáteis e colantes e mais camisas de seda elegantes (com as quais não precisaria usar sutiãs porque meus seios teriam encolhido muito). Eu viveria somente com o necessário, e meu apartamento seria parecido com o da Amélie Poulain.

Houve uma época, no ensino médio, quando o filme *Chicago* foi lançado, em que eu fiquei muito deprimida por não ser parecida com Catherine Zeta-Jones. Fiquei infeliz por causa disso *durante meses*. Passava incontáveis horas olhando fotos dela naquele novo buscador chamado Google. Via o rosto perfeito dela e enlouquecia porque eu *não era parecida com ela*. E ela fazia a dieta Atkins! *Mais uma prova* de que eliminar o pão do planeta era *minha única esperança*.

Muitas pessoas fantasiam com uma vida na qual são magras, conseguem o que querem e tudo se encaixa — talvez sem elementos de um mundo mágico. Sim, tenho que admitir que minha imaginação é *muito elaborada* — enfim: emagrecer é uma fantasia que nossa cultura perpetua, e as empresas de publicidade a usam para nos convencer a comprar porcarias inúteis.

Nosso desejo profundo de ser magro e manter a forma é implantado em nós pela sociedade e explorado até que gastemos todo o nosso dinheiro perseguindo o sonho de magreza e o que ela nos proporcionará: felicidade, respeito, amor, confiança, beleza, relógios bonitos, uma cozinha muito branca cheia de iogurtes minúsculos, relaxamento, paz.

A maioria acredita nessa fantasia sem se dar conta porque ela parece verdadeira. Mas você pode reverter agora essa lavagem cerebral inconsciente. Basta começar a tomar consciência de sua frágil fantasia. A seguir, comece a se permitir ter *agora* as coisas que acha que somente virão quando sua fantasia se realizar. E foda-se quem disser que você não pode fazer isso.

Você acha que alguém diria à Lena Dunham, criadora e estrela da série *Girls,* da HBO, que ela era a pessoa perfeita para estrelar uma série de TV? É lógico que não! Ela se deu esse direito. Ela fez seu próprio filme e depois sua própria série. Ela mudou as regras do jogo. Não interessa se você ama ou odeia tanto Lena quanto sua série, o que importa é o que ela fez e o que você também pode fazer. Ela não esperou ser magra para realizar o que queria.

A crença de que ser magro nos fará felizes nos leva ao fracasso. Sabemos que coisas externas não podem nos fazer felizes de verdade. E mesmo assim, a vida inteira de muitas pessoas gira em torno da crença de que ser magra (ou estar em forma, não importa) as fará felizes. Ou ser rico. Ou ser adorado. Essas crenças afetam a maneira como nos tratamos e, depois de conseguir o que achamos que queremos, ficamos ainda mais infelizes ao perceber que não ganhamos a felicidade duradoura que esperávamos.

Estou aqui para lhe dizer, e depois repetir, que tudo que acha que ser magro vai lhe dar você precisa ir buscar agora, independentemente de seu peso atual. Você não nasceu para ficar sentado esperando até que alguém o considere bom o bastante para a vida que deseja. Você nasceu para criar essa vida.

Todos nós achamos que quando formos magros, bonitos ou ricos seremos, enfim, felizes. Mas a verdade é que o estado em que buscamos as metas é o estado em que as viveremos. Se buscarmos um relacionamento em estado de insegurança e carência, provavelmente o viveremos do mesmo jeito, ainda inseguros e carentes e precisando de validação constante. O mesmo acontece com a perda de peso. Emagrecer não cura o estado emocional em que nos encontramos, nem muda o que sentimos sobre nós mesmos ou as crenças que temos a nosso respeito. Sei que parece ilógico, mas isso acontece o tempo todo. Há muitas pessoas que emagrecem muito e, mesmo recebendo elogios sem fim, *continuam se tratando do mesmo jeito que antes*. Continuam não gostando de si mesmas.

Não sou contrária a propósitos; eu tenho vários. Mas sou contra a expectativa de "propósitos externos para nos fazer felizes". Um aumento de salário não resolverá todos os seus problemas no trabalho. Apaixonar-se não acabará com as dúvidas ou a solidão. Fama e reconhecimento não nos deixarão automaticamente em paz e contentes. Temos que analisar o que realmente buscamos *por trás* do propósito.

Se o que você busca no emagrecimento é mais gentileza para consigo e uma linda roupa nova, precisa estar disposto a se dar isso *agora*. Essa é a meta subjacente que você busca. Porque não há garantias de que atingir seu objetivo o tornará mais gentil consigo mesmo, ou que o fará se aceitar, mesmo que você presuma isso. Na maioria das vezes, isso não acontece. O estado em que você se encontra quando busca uma meta é o mesmo em que estará quando a realizar.

Isso não significa que nenhum objetivo valha a pena. Significa apenas que alcançá-los não lhe dará automaticamente as sensações que procura. Atingir a meta pode significar não felicidade, e sim decepção. Mas o bom é que, se você puder identificar as sensações e emoções que espera que sua meta lhe provoque, poderá vivenciá-las antes de atingi-la. Porque a felicidade e a "vida real" não vão acontecer *se*, ou "quando você finalmente..." A vida é completa e acontece agora.

E garanto que você vai olhar para trás um dia e se perguntar por que ficou esperando o depois.

ANÁLISE DE METAS

Anote suas cinco principais metas. Não deixe que isso o estresse, apenas anote alguns objetivos a alcançar, mesmo que eles sempre mudem.

Depois de fazer a lista, tente entender por que estas são as suas metas. O que você deseja viver ao alcançá-las? Como espera se sentir quando chegar lá? Que tipo de coisas vai fazer e pensar? Muito bem! Trabalhe para se permitir ter esses objetivos e emoções agora, antes mesmo de alcançar suas "metas".

PERDA DE IDENTIDADE

Leitores me dizem repetidamente: "Acho que isso não vai servir para mim. Malhar e manter meu peso baixo são alguns dos meus valores fundamentais. Como posso ser feliz sacrificando meus valores fundamentais?"

Manter seu peso baixo é um dos seus valores fundamentais? Um valor tipo *tratar os outros da maneira que gostaria de ser tratado* ou *ser honesto?* Manter baixo peso não é um valor fundamental, é um padrão social arraigado baseado no medo, criado para que alguns ganhem dinheiro com suas inseguranças. O controle de peso está ligado ao medo e à obsessão. O que mais gostamos disso é a alegria porque nos encaixamos, recebemos elogios; é sentirmo-nos seguros, é o alívio temporário que surge quando atingimos uma meta relativa a nosso peso. *Legal, agora todos vão me deixar em paz e me aprovar. Agora eu vou me deixar em paz.*

Isso acontece até que não seja mais suficiente ou até que recuperemos o peso e nos sintamos péssimos — e o ciclo de vergonha continua.

Saúde, movimento, comer o que nos agrada e vestir roupas de que gostamos *não são valores fundamentais*, mas são ótimas maneiras de se cuidar. Querer se sentir saudável, forte e integrado é um *desejo* legítimo, mas viver em constante obsessão com comida e peso não.

"Manter-se saudável e magro" como um valor fundamental também depende de manter sob controle sua saúde e seu peso, e da suposição de que controlar alimentação e peso vai lhe proporcionar uma saúde melhor — isso você não pode garantir, e até já se provou falso.[65] De qualquer maneira, metas e valores fundamentais que lhe propiciem mais amor e perdão acabarão sendo melhores para sua saúde em geral.

Algo completamente compreensível, no entanto, é o período de adaptação no processo de perder sua velha identidade e ter que descobrir quem você é sem ela. Quem é você sem o objetivo de ser magro? Quem é você sem poder assumir o rótulo de "saudável"? O que fazer consigo mesmo durante as horas que antes passava preparando as refeições com pouca gordura e carboidratos para a semana toda?

Um valor fundamental que lhe atenderia melhor enquanto você tenta criar uma identidade nova e mais indulgente poderia ser "priorizar suas necessidades" ou "cuidar de si mesmo". E se você tem obsessão por seu peso ou uma alimentação disfuncional, priorizar suas necessidades será muito parecido com a prática do foda-se a dieta.

Você tem todo o direito de continuar sendo alguém que julga diariamente seu valor com base em seu peso, mas não será divertido por muito tempo.

LUTO PELAS VELHAS FANTASIAS

Reserve um tempo para recordar aquela fantasia sobre a pessoa que você queria ser. Sem julgar e entendendo que você só queria ser feliz, permita-se honrar e chorar a morte do sonho sobre seu corpo e sua vida que acabou não lhe servindo de nada.

POR QUE ENTRAMOS EM PÂNICO?

Se você acreditasse mesmo que estava cuidando de seu corpo da melhor maneira possível, que estava ouvindo o melhor que podia, que se alimentar é o melhor caminho, que é uma pessoa linda, mas não definida por sua aparência, e que seu poder está em seu coração, criatividade e engenhosidade... quando alguém fizesse um comentário sobre o tamanho do sanduíche que estivesse comendo, sua resposta facilmente seria: *Sim! É um sanduíche grande!*

Ou quando você não coubesse mais na calça que sempre usou, sua reação seria: *Pois é! O peso dos humanos flutua; estou me curando e ouvindo minha fome o melhor que posso. Vou comprar calças novas.*

Ou quando um amigo próximo ou parente demonstrasse preocupação com seu peso alto e "saúde", sua resposta seria: *Ah, obrigada por se importar! Entendo o porquê de você pensar assim, mas estou MUITO mais feliz e saudável que antes. Vou continuar ouvindo meu corpo e lhe contando como vão as coisas. Estou me sentindo muito bem.* Mas, em vez disso, entramos em pânico. E a razão de responder com pânico e ombros tensos é que nossas crenças estão alinhadas com as da sociedade sobre comida, peso, valor e saúde, e não com crenças mais fortes (e *mais verdadeiras*). Fisicamente, quando nossas crenças fundamentais parecem ameaçadas, a *mesma parte* de nosso cérebro que responde a ameaças físicas é ativada, o que, por sua vez, ativa a resposta de luta ou fuga.

Portanto, quando lá no fundo você acredita que está sendo irresponsável, que na verdade é inútil e feio... SIM! Você vai entrar em pânico! Se lá no fundo acredita que se suas roupas não servem isso é um sinal de sua profunda falha moral e que todos estão decepcionados com você (e *com razão*, porque é tudo culpa sua), VOCÊ VAI ENTRAR EM PÂNICO. E entrará em pânico quando *qualquer coisinha* acontecer que desencadeie seus medos e crenças. É ÓBVIO.

Mas veja só uma ressignificação importante: todos os seus ataques de pânico também são dádivas, porque apontam crenças limitantes que você *precisa* reconhecer, precisa tomar consciência delas e *abandoná-las*. Se sente pânico é porque existe uma crença limitante que você pode encontrar e da qual pode se conscientizar.

A DOR EVITÁVEL

A vida é dolorosa. Não tenho a capacidade de lhe oferecer uma vida sem dor. Não é assim que funciona aqui no planeta Terra. Mas é importante entender que há dores que *pioram* por causa das nossas crenças.

A dor inevitável é especialmente baseada no luto. É a dor que sentimos quando nosso coração se parte, um parente ou pessoa querida morre, ou perdemos algo importante (como a fantasia de que a magreza acabaria com todas as nossas desgraças). Choramos essas perdas, faz parte do desapego, parte da vida. E faz parte de ser humano. Quando perdemos coisas, animais ou pessoas que amamos, precisamos viver o luto.

Da mesma forma, quando somos maltratados ou vivenciamos traumas emocionais, nos magoamos e sofremos. Se nos dispusermos a sentir e formos capazes de processar essa dor, ela nos permitirá aprender mais sobre nós mesmos e honrar a mudança e a perda.

Não dá para passar pela vida sem perder e chorar a perda e, se tentarmos evitá-la, essa emoção ficará estagnada e o tempo todo esperando que a sintamos. Meu conselho sobre a dor inevitável é o mesmo de sempre: sinta-a e honre-a. É assim que processamos qualquer coisa. Volte para o corpo para sentir, use a ferramenta respirar e sentir, e a dor passará com o tempo. Ela virá em ondas e lhe ensinará a ser humano. Não é divertido, de fato, mas é extremamente importante. E, paradoxalmente, vivenciar o luto e sentir a dor acabará lhe permitindo espaço para processá-la e, um dia, ser feliz de novo.

O outro tipo de dor é a que se deve às crenças, e é *muito mais* evitável... uma vez que aprendemos sobre ela. É o estresse que você sente por conta das suas crenças — em nosso caso, aquelas acerca do peso e da *obrigação* de ser de determinada maneira e ter determinada aparência: *Sou inaceitável. Eu não deveria ter esta aparência. Sou um fracasso total. Meu corpo é desprezível. Todo mundo me julga. Todos têm razão de me julgar.* E assim por diante.

Essas crenças causam a maioria das emoções e a infelicidade que talvez você sinta. E muito disso poderia ser evitado se você dissesse a si mesmo: *Sou incrível e estou fazendo o melhor que posso; e você, que está tentando me envergonhar, é um babaca confuso.*

Se você acreditar que seu estômago é inaceitável, vai se sentir infeliz. E essa dor se deve à sua crença. Mas se você mudasse suas crenças sobre seu estômago, poderia se livrar desse gatilho específico que detona seu medo e insegurança, e sentiria *menos* dor por causa de seu corpo.

Mas digamos que alguém faça um comentário grosseiro sobre sua barriga... que pode causar uma dor inevitável *e* evitável. Você pode se chatear ou magoar porque alguém despeja as malditas crenças sobre você, ou ficar triste por ter que viver em um mundo onde pessoas de merda *fazem comentários sobre a merda do peso das pessoas*. Isso é como o luto, uma dor inevitável. Mas dependendo de como você lida com elas, a situação pode ser menos ou mais dolorosa. Se o comentário grosseiro não se alinha com suas crenças acerca de sua barriga e seu valor, ele terá menos poder e você conseguirá ver mais além dessa bobagem que foi dita; e *esse* é nosso objetivo.

E quanto mais crenças não analisadas você tiver, maior será o potencial de um efeito bola de neve. Por exemplo, quando alguém faz um comentário grosseiro, você pode cair na espiral de pensar que *isso deve ser o que todos pensam. O que eles dizem é importante. Isso prova que sou desprezível. Não posso confiar em ninguém. Preciso ouvir o que eles dizem. Ninguém me respeita.* E assim por diante. Essas crenças ocultas tornarão a dor ainda maior que o necessário.

Mas se você não tivesse essas crenças, não ficaria tão chateado. A dor pararia em *Que diabos há de errado com essas pessoas?* e você não entraria na espiral de sofrimento e pânico, e não apertaria ainda mais aquela grande laçada de fios emaranhados. Obter consciência das crenças que estão se transformando em um imenso novelo de emoções cheio de nós o ajudará a vivenciar a dor útil e inevitável e a minimizar a dor evitável decorrente das crenças.

PARE COM ESSE NEGÓCIO DE "EU DEVERIA"

A esta altura, você já deve ter notado quanto sofrimento criamos e perpetuamos, achando que nossa vida deveria ser de outra maneira.

Que se eu fosse melhor, mais magro, mais velho, mais jovem, mais rico, apaixonado, mais bonito, engraçado, extrovertido, mais inteligente, mais bem empregado, seria feliz. Aí tudo seria melhor.

E eu chamo isso de "deverismo". Nosso cérebro vai verbalizar nossos bloqueios mentais como crenças limitantes: "Gordura é ruim." Ou como "deverismos": "Eu *deveria* ser mais magro."

E todo "deverismo" é alguma versão de: "Isso não deveria estar acontecendo" ou "Outra coisa deveria estar acontecendo."

Vejamos alguns exemplos de "deverismo":

Eu já deveria estar mais avançado.
A comida não deveria ser uma luta para mim.
Eu não deveria ser deste tamanho.
Eu não deveria comer assim.
Eu não deveria estar cansado.
Eu não deveria desejar açúcar.
Eu não deveria estar sozinho.
Eu não deveria estar infeliz.
Minha carreira não deveria ser uma luta.
Eu deveria pedir alimentos mais saudáveis.
Eu já deveria ter emagrecido.
Eu deveria comer menos.

Sinceramente, o "deverismo" está estragando sua vida. *Todo* "deverismo" é *ruim*. E sim, essa palavra inventada é horrível, tem razão.

Achamos que o "deverismo" é um jeito responsável de viver e que não "melhoraremos" se não tivermos vergonha de fazer melhor. Mas o que isso faz, na verdade, é nos jogar em uma espiral de vergonha e culpa da qual é impossível sair. É parecido com o ciclo compulsão/ arrependimento, mas este é o ciclo mental e emocional da desgraça.

O "deverismo" vai aparecer quando você começar a dizer foda-se para a dieta. As pessoas têm uma maneira bem específica de pensar em como seria essa dieta. Elas esperam se permitir comer, talvez muito durante alguns dias e, depois, ficarem suuuuper de boa perto da comida, imediatamente depois. E então, vão desejar aspargos, peixe e talvez um pêssego de sobremesa na segunda semana. Na terceira, milagrosamente estarão muito magras e, quando perguntarem a elas como conseguiram, dirão: *É incrível! Parei de fazer dieta há três semanas e como o que quero. Mas o impressionante é que só quero peixe e vegetais!*

202 | F*DA-SE A DIETA

Estou aqui para gentilmente recordar que é quase certo que não será assim. Peixe e pêssego são ótimos, mas há uma razão para eu, a todo momento, alertar que será necessário UM LONGO tempo para se curar depois de um ano ou uma década de fome. Há uma razão para eu dizer que você *não vai resolver tudo pensando*. Há uma razão para eu gastar tanto tempo explicando que é importante você aceitar um peso maior. O "deverismo" será a causa de seu estresse desnecessário. *Mas isso não deveria me curar? Isso deveria me fazer desejar peixes e vegetais. Eu deveria estar mais avançado. Eu deveria estar fazendo tudo diferente.*

Você ficará infeliz se acreditar que tudo deveria acontecer de outro jeito. Basicamente, chega de "deverismo": isso está causando muito mais estresse para você do que poderia imaginar. Quando estiver infeliz, procure as crenças e os deveres limitantes que estão causando sua ansiedade e trate o "deverismo" da maneira que ensinei a lidar com todas as suas crenças limitantes.

SEU "DEVERISMO"

Faça uma lista de todos os seus "deverismos", não só sobre comida e corpo, como tudo o que precisa superar.

Por exemplo: Eu deveria arranjar tempo para _____. Eu já deveria ter _____. Eu já deveria ter descoberto que _____. Eu já deveria estar fazendo _____ diferente. E assim por diante.

A lista tem que ser bem longa. Escreva até não conseguir pensar em mais nada. Talvez surjam as crenças limitantes que você já encontrou, mas tudo bem.

Esses "deverismos" são o que o estão pressionando. Começar a conhecê-los é extremamente útil.

VOCÊ PODE ABANDONAR
SUAS CRENÇAS LIMITANTES

Como vimos na parte emocional, emoções e energia não processadas ficam presas no corpo. Quando você usa a ferramenta respirar e sentir para estar em seu corpo e sentir as sensações e emoções, percebe que imagens, lembranças e compreensão lhe vêm à mente. Isso ocorre porque certas crenças estão *amarradas* a emoções e energia presas. O que significa que você também pode acessar essas emoções *começando* com a crença limitante e usando-a como um meio de acessar e processar as emoções e energia amarradas a essa crença estressante. É isso que a ferramenta seguinte vai lhe ensinar a fazer.

Por exemplo, uma crença muito comum é "Eu deveria me envergonhar quando engordo". Essa crença é o balde amarrado no alto de um poço de energia, emoções, dor, lembranças e vergonha que não queremos sentir.

Essa energia e emoções foram isoladas, por assim dizer, e não foram encaradas. Criamos muros de energia dentro de nosso corpo para não ter que sentir (nem lidar com) as emoções que a crença traz à tona. Qualquer coisa pode ser desencadeada e bater nesses muros, mas nosso hábito é sentir aquele desconforto inicial e depois tentar bloquear tudo ainda mais, e isso só causa mais estagnação.

A Ferramenta 5 é como esvaziar a lixeira cerebral + respirar e sentir. Você usará uma crença estressante como alerta para ajudá-lo a ativar e acessar em seu corpo a energia associada a ela. Irá explorar essa energia escrevendo sobre ela e, enquanto isso, observar o que surge... e respirar. O objetivo, como sempre, é sentir o que você normalmente evita sentir, usando a respiração para *intensificar* o que quer que seja.

Veja algumas das grandes crenças limitantes que muitas vezes acompanham uma relação disfuncional com a comida e que vale a pena abordar enquanto você segue a prática do foda-se a dieta:

Sou um viciado em comida.
Ficar cheio não é saudável.

Só preciso de mais força de vontade.

É tudo culpa minha.

Não mereço relaxar.

Preciso ser responsável.

Sentir não é seguro.

Se eu começar a sentir, a dor nunca vai acabar.

Se eu não for magro é porque fracassei.

Se eu não for magro/bonito, serei _____.

Não mereço me cuidar sendo gordo.

Não posso aceitar meu peso atual.

Ser gordo é feio.

Só pessoas magras podem _____ .

Preciso da aprovação dos outros.

Engordar não é saudável.

Engordar é feio.

Emagrecer seria fácil se eu tivesse força de vontade.

Emagrecer é uma atitude responsável.

Ninguém vai me levar a sério se eu engordar.

A maioria das comidas é ruim para mim.

Engordar é sinal de fracasso.

Meu peso é culpa minha.

Não posso confiar em meu corpo.

Eu deveria limitar os carboidratos.

Não posso comer muito.

Ser magro vai me deixar feliz.

» FERRAMENTA 5: ABANDONAR UMA CRENÇA

- Escolha uma crença limitante com a qual trabalhar. Pode ser uma que você anotou ou que encontrou em algum lugar deste livro.

- Arranje um local tranquilo, onde não seja interrompido, e leve para lá um caderno ou qualquer papel que, depois, possa queimar, rasgar, reciclar — o que seu dramático coração desejar.
- Escreva no alto da página: Estou abandonando a crença.
- Comece a escrever qualquer frase que lhe venha à cabeça sobre essa crença. Recordações, emoções, pensamentos paralelos. De onde veio a crença? Por que é difícil, assustador ou impossível abandoná-la?
- Ao escrever, observe em que parte do corpo sente estresse ou desconforto: pernas, abdômen, coração, garganta, qualquer lugar. Respire e sinta. É só isso que vamos fazer: ativar o estresse estagnado, respirar e sentir para processá-lo. Talvez você sinta muito ou pouco. Podem ser sentimentos claros ou apenas tensão e sensação. Não importa o que seja, permita-se observar tudo. Sinta aquilo de que costuma fugir.
- Se não tiver mais nada a escrever, mas achar que há mais emoções a sentir, concentre-se na origem da crença e por que é difícil abandoná-la. Escreva sobre isso e continue respirando enquanto tudo vem à tona e se expressa no corpo.
- Você decide quando parar. Um ou dois minutos já é um tempo bem empregado. Também pode esperar até sentir qualquer tipo de mudança e que o estresse não se desencadeie mais tão facilmente, porque isso significará que você deve ter feito um bom trabalho. Mas aos pouquinhos também funciona muito bem e é uma boa maneira de começar.

O importante não é o que você escreve; é o ato de escrever que lhe permite sentir. Sim, você pode chegar a grandes descobertas e acessar lembranças que já havia esquecido, mas a maneira de liberá-las é sentindo. Sua única tarefa é respirar e sentir o que surgir. Já disse isso muitas vezes? Bem... Nada precisa ser épico para ser profundo: pode escrever coisas mundanas, respirar e sentir, e liberar muitas sensações que estão atrapalhando você.

E lembre-se: seja gentil consigo. Processar energia é desgastante. Descanse, coma, faça um escalda-pés com sais ou qualquer outra atividade que seja revigorante enquanto trabalha com essas emoções e crenças.

NADA É UMA PANACEIA

A Ferramenta 5 é um "trabalho energético" e existem muitos métodos para esse tipo de abordagem. Alguns trabalham com os meridianos, chacras, músculos ou pontos de pressão; alguns atuam diretamente no corpo, outros não. Alguns estão concentrados na cura de traumas ancestrais transmitidos há gerações, outros são mais espirituais, outros mais baseados no corpo. Se tiver interesse, experimente os que quiser, ou faça do jeito mais simples, como eu.

Estudei métodos de trabalho energético com psicólogos que diziam ainda estar "no armário" em relação a essa abordagem, mas confessaram: "Faço muito mais progresso com meus clientes, e muito mais rapidamente, quando incorporo o trabalho energético com aqueles que estão abertos a isso."

O trabalho energético é uma ferramenta que funciona somada a todas as outras informações sobre alimentação, dieta, peso e saúde que compartilhei até agora. Use-o como achar melhor. A grande lição é: sinta.

Mas é importante que eu, como alguém expressamente contra dietas e dogmas espirituais, alerte: **nada é uma panaceia**. Nada. Trabalhar a energia significa estar disposto a cavar mais fundo. Voltar ao corpo e sentir as emoções pode ajudar as pessoas a processar e superar coisas que pareciam impossíveis de encarar. O trabalho energético pode guiá-lo no processo de sentir, e ajuda porque, ao final, nos dispomos a sentir o que antes evitávamos.

A CULPA NUNCA FOI SUA

Por muito, muito tempo carreguei a crença de que tudo era culpa minha. *É tudo culpa minha. Meu peso é culpa minha. Minha saúde é culpa minha. Estou cansada e isso deve também ser culpa minha. Vou mal nas audições e isso é culpa minha. Sou feia e é tudo culpa minha. E quando eu morrer sozinha, com certeza, terá sido culpa minha também.*

A certa altura, percebi que, apesar de todo o estresse, ele se devia menos ao fato real e mais à ideia de eu achar que tudo era culpa minha. Eu sempre estava preocupada por dever estar fazendo *algo* a respeito, que não tinha ninguém para culpar além de mim mesma.

Charlotte, uma aluna minha, sentiu durante anos uma dor horrível no pé. Cada passo que dava era doloroso, e ela tinha certeza de que era por ser gorda demais. Ela culpava seu peso pela dor. Acreditava que, se fosse mais magra e mais forte, a dor no pé sumiria. Ela nem precisava consultar um médico, porque tinha certeza de que ele a mandaria emagrecer.

Assim, durante anos ela fez dieta, exercícios e tentou emagrecer, mas seu pé não melhorou. Por fim, depois de *dez anos* aceitando que a dor no pé era culpa dela, foi a um médico que simplesmente disse: "Não acredito que você estava andando por aí com isso! Você tem uma lesão no pé chamada neuroma de Morton, que pode ser retirada cirurgicamente. Posso fazer a cirurgia amanhã, no consultório; levará cerca de vinte minutos e você sairá com uma sandália pós-cirúrgica".

O neuroma de Morton não tem nada a ver com peso; pode afetar qualquer pessoa. Na verdade, o alto nível de atividade física que ela mantinha tentando "curar" o pé piorou tudo. Charlotte passou tanto tempo presumindo que a dor era culpa dela, que não estava se esforçando o bastante para se cuidar e que "deveria" ser capaz de controlar a dor, que nunca questionou a razão do problema. Mas agora caminha sem dor no pé, sem precisar fazer dieta nem emagrecer.

Algumas coisas são culpa nossa. É culpa nossa se somos rudes, tratamos mal ou tiramos vantagem dos outros. É culpa nossa magoar as pessoas. Mas peso, saúde, aparência, azar, contratempos financeiros... Não temos controle nenhum sobre essas coisas e você *não pode* se odiar na tentativa de melhorar.

208 | F*DA-SE A DIETA

Ensinaram-nos que, se nos esforçarmos, comprarmos os produtos certos e dedicarmos a vida à "saúde" e à produtividade constante, poderemos ficar mais bonitos e mais aceitáveis, evitar a mortalidade iminente e ser, por fim, felizes. E é isso que tentamos fazer, como membros zelosos da sociedade. De certa maneira, temos controle sobre nossa saúde. Sol, água, comida nutritiva, sono, relaxamento, movimento consciente e alegre são coisas que fazem bem à saúde. Algumas pessoas podem ter uma saúde cem vezes melhor passando a comer iogurte; outras nascem envenenadas por mercúrio e sofrem mais. Se sua saúde é estressante e você sempre culpou sua alimentação ou o peso, e agora culpa também sua dieta, saiba que não é culpa sua. Você sempre fez o melhor que podia com as informações que tinha, e algumas coisas são muito, muito difíceis de descobrir — podem levar a vida inteira. E outras não se descobrem jamais. Às vezes, a verdadeira lição é a rendição.

Eu acredito de verdade que a maioria das pessoas faz o melhor que pode, mesmo que o melhor não pareça muito bom. Mesmo em se tratando de alcoolismo, fumo, drogas, constante evasão e enfraquecimento, as pessoas sofrem e *ainda* fazem o melhor que podem com os mecanismos de enfrentamento que têm. E assim que estiverem prontas e se sentirem capazes de seguir em frente, elas o farão.

Pegue leve com você mesmo. A menos que seja um estuprador ou racista. Nesse caso, não estou falando sobre você. Vá buscar ajuda, você é um cretino.

O TRAUMA DA CULTURA DA DIETA

> *Sofrer críticas por ser gordo causa trauma.*
>
> Jes Baker

Ser criticado e censurado pelo tamanho do seu corpo é traumático. Como dissemos na parte emocional, situações aparentemente inócuas podem causar verdadeiros traumas físicos. É uma resposta de sobrevivência. E pense o seguinte: até pouco tempo, dependíamos de nosso povo ou nossa comunidade para sobreviver. Ser condenado ao ostracismo era uma ameaça real à nossa sobrevivência. Temos um desejo profundo de sermos aceitos, não só emocionalmente, como também em um nível bem primitivo.

Somos tratados com crueldade e, depois do trauma inicial, temos que fazer dieta e tentar emagrecer, o que força nosso corpo a *outro* estado de sobrevivência. Isso é *ainda mais traumático*. E essas dietas que por anos a fio não dão certo, independentemente de quanto tentemos? É opressor, desanimador. E mais importante ainda, é *traumático*. Forma-se um acúmulo de emoções e energia associadas a essas experiências, e é por isso que engordar causa tanto pânico: vivemos em uma sociedade que nos diz que não podemos engordar e que é a pior coisa que pode nos acontecer, que ridiculariza as pessoas abertamente na mídia por ganharem peso ou serem gordas. Não é de se admirar que sejamos todos tão sensíveis, ansiosos e duros conosco.

Nos comentários de um vídeo que postei no YouTube sobre a arte de dizer foda-se à dieta, um homem disse que a positividade corporal fazia parte dos "absurdos interesses liberais de permitir que todos se sentissem bem consigo mesmos", o que, aparentemente, é uma constatação muito ruim. No entanto, muitas pessoas pensam assim. Então todo mundo deveria andar por aí sentindo-se mal consigo mesmo, arrependendo-se de sua existência e morrendo de vergonha? Isso não funciona.[66]

Ser humilhado ou ver outras pessoas o sendo, ouvir que elas *merecem* ser maltratadas por causa do peso porque é tudo culpa delas, leva-nos a desenvolver mecanismos de enfrentamento para tentar evitar essa dor no futuro.

Uma aluna minha, Jenna, afirmou:

Eu estava surtando por viver em uma cultura de dieta e gordofobia. Meu terapeuta chamou isso de estresse pós-traumático. Como assim?! Na época, achei que havia sido um diagnóstico muito extremo, mas agora faz sentido.

Fiquei traumatizada. Literalmente, eu não conseguia falar sobre comida, peso, dieta, ou ouvir os outros falando sobre isso, sem cair no choro. E é difícil não ouvir sobre o tema, sendo que falar de dieta é algo tão predominante; está em TODO LUGAR.

Mas depois que descobri o foda-se a dieta e o trabalho energético, tudo mudou muito. Só tentei trabalhar umas quatro crenças limitantes, mas sinto uma grande diferença, principalmente porque consigo falar que sou contra dietas sem chorar como uma boba, posso comer sem culpa e não mais compulsivamente. Estou aceitando mais meu corpo a cada dia, o que é novo para esta mulher de 53 anos que se odiava desde que era adolescente. Foi realmente uma transformação.

Há certa magia na combinação de confiar em seu organismo e apetite, começar a voltar para o seu corpo e sentir e processar as coisas que você tem evitado. Compreender *por que* não consegue parar de chorar, ou *por que* seu coração começa a bater muito rapidamente quando você pensa em peso ou dietas, pode ajudá-lo a viver o processo com mais bondade para consigo mesmo.

Muita gente talvez precise de aconselhamento, terapia e orientação muito mais individualizada para lidar com seu trauma, mas essas ferramentas e os conceitos apresentados são um começo bom e sólido. Sentir-se nunca será um mau hábito, independentemente de onde esteja em sua jornada. O trabalho energético que apresento agora é um ponto de partida.

A SORTE DO MAGRO

Quantas das frases seguintes se aplicam a você?

- As pessoas presumem que você não é saudável por causa de seu tamanho.
- As pessoas comentam ou julgam a comida que você come na *tentativa de ajudar.*

- Quando vai ao médico, ouve que tem que "emagrecer primeiro" em vez de apenas tratar do problema.
- Seu convênio médico é mais caro e as companhias aéreas lhe cobram mais devido a seu tamanho.
- É mais provável que alguém mais magro que você receba um aumento ou promoção em seu trabalho.[67]
- Você é alvo constante de piadas sobre gordos enchendo a cara de comida.
- A mídia descreve a forma de seu corpo como parte de uma "epidemia".
- Você não consegue encontrar roupas do seu tamanho.

Se você é gordo, sabe muito bem que *não* tem a mesma sorte que os magros. Não tem o privilégio de passar a vida sem que as pessoas comentem sobre seu tamanho. Sente o julgamento constante, os olhares, os olhos revirados, a grosseria, a frieza, a culpa. Talvez você tenha medo de ir ao médico, andar de avião ou simplesmente sair e enfrentar a multidão que acha que *sabe algo a seu respeito* — como você vive, o que come — ou emite opiniões disfarçadas de preocupação com sua saúde.

O privilégio dos magros é um espectro também. Para pessoas que nunca se sentiram particularmente *magras,* é interessante saber que mesmo assim se beneficiam de algum privilégio por ser magro. Mesmo que não seja "magro", que esteja na faixa de peso médio, você pode se beneficiar do privilégio dos magros. Por exemplo, mesmo com o peso mais alto, eu *ainda* tinha o privilégio dos magros: encontrava roupas de meu tamanho em qualquer loja, os médicos não colocam a culpa de meus problemas de saúde em meu peso. Em geral, eu conseguia passar a vida evitando os julgamentos e as suposições que acompanham um corpo mais gordo. E, inclusive, agora estou escrevendo um livro sobre comer e engordar, e posso me beneficiar do movimento em favor de ser gordo, e ao mesmo tempo posso experimentar e me

212 | F*DA-SE A DIETA

beneficiar do privilégio dos magros. Por isso é tão importante ouvir sobre pessoas que também *não têm* os privilégios dos magros (falaremos mais sobre isso no próximo capítulo).

Quando a pessoa é magra, comer pouco e fazer muito exercício físico é visto como disfuncional e perigoso. Mas gordos que fazem exatamente a mesma coisa são vistos apenas como gente que é "responsável" e "faz o necessário".

Por submeter seu corpo a restrições extremas (como são encorajadas a fazer), muitas pessoas gordas têm anorexia, mas não *parecem sofrer* desse mal, porque estão muito acima do peso. Basear-se no que a balança mostra para diagnosticar a anorexia é um pensamento antiquado; os *comportamentos* definem os transtornos alimentares, não o tamanho do corpo. Tanto pessoas magras quanto gordas entrarão no mesmo modo hormonal de fome, a única diferença é o ponto externo de ajuste do peso.

Uma aluna minha me contou que chegara ao ponto de só comer vegetais e iogurte diet no café da manhã, almoço e jantar, perdendo uma quantidade significativa de quilos. Seu IMC, porém, ainda estava na faixa "excesso de peso". Ela *não parecia* ter um transtorno alimentar, e exibia todos os outros sinais do modo de fome: temperatura corporal baixa, pele seca, dificuldade para dormir. Mas seus médicos simplesmente a elogiaram por emagrecer; não perguntaram o que estava fazendo, mas disseram-lhe para continuar, e, inclusive, disseram que suas crises de tontura e amenorreia eram causadas por ela ainda não ser magra *o suficiente*, não porque *não comia* o suficiente.

Vivemos em uma sociedade que elogia os gordos por serem obcecados por emagrecer, mesmo que no processo desenvolvam uma alimentação disfuncional. São completamente hipócritas as medidas extremas às quais se espera que os gordos se submetam — *supostamente pelo bem de sua saúde* —, que são perigosas, antinaturais e apresentam muitas conhecidas complicações de saúde.

Por exemplo, cirurgia bariátrica induz uma resposta de fome, a causa frequente de um emagrecimento rápido e severo, *além de* desnutrição — e um metabolismo debilitado contínuo, que muitas vezes leva à inevitável recuperação do peso e piora da saúde apesar da cirurgia. Mas nossa sociedade sabe o que valoriza: emagrecimento. *Qualquer coisa* para emagrecer.

As pessoas às vezes rejeitam a ideia de privilégio porque temem que admitir isso invalidará as adversidades que *enfrentam*. Mas não é assim que funciona; você pode ter privilégios e mesmo assim ter problemas. Sua vida pode ser difícil mesmo que você tenha nascido com certos privilégios, como ter um corpo naturalmente mais magro, ou ser branco, hétero, rico ou o que for. Todos esses privilégios são *sorte*, e vêm acompanhados de benefícios que outras pessoas não têm — e que muitas vezes consideramos inerentes. Ter *consciência* das coisas que consideramos pertinentes, naturais e garantidas nos ajudará a criar uma sociedade mais gentil, mais empática e consciente.

A saúde tem muito mais a ver com nossa posição social e financeira do que com nossos hábitos.[68] Você é muito oprimido? Sente-se preso e invisível? É difícil viver com o que ganha e fazer com que as coisas funcionem? É difícil reservar um tempo para si mesmo? Um tempo para dar um suspiro de alívio? Você é marginalizado pela sociedade? Sente-se impotente? Odiado por outros grupos? Inseguro? Aprendeu a se odiar e se culpar?

Houve um experimento na década de 1990 no qual deram a pacientes com diabetes um auxílio moradia, e seus sintomas melhoraram só quando obtiveram uma casa melhor.[69] Não com os cuidados à saúde, os medicamentos, os exercícios, mas sim com uma experiência de vida melhor e menos estressante. Outro estudo descobriu que crianças institucionalizadas com acesso a dietas semelhantes apresentaram taxas de crescimento diferentes, dependendo do tipo de cuidadores que tiveram — amorosos ou severos.[70] A maneira como somos tratados *é importante.* Quando pessoas gordas são tratadas como lixo e desenvolvem problemas de saúde relacionados ao estresse, dizemos que isso é culpa delas e do seu peso. Elas passam por constrangimento e são abertamente instruídas a fazer dieta, mas a vergonha e o estresse *causam os maiores danos*. Isso configura um terrível ciclo de problemas com dieta, estresse e saúde. Não há vitória nesse paradigma. E isso, meu amigo, nem suco verde cura.

GORDOFOBIA

Ora, se nossa sensação de poder e autonomia fazem tanta diferença na saúde, por que isso não é mais amplamente conhecido? Bem, se fosse, não poderíamos culpar os indivíduos por seus problemas de saúde ou peso. Seríamos forçados a implementar uma reforma social e, por fim, admitir a importância da qualidade de vida, da gentileza e da inclusão da saúde na equação maior. Afinal, como as pessoas podem sair de sua atual situação social e financeira se é exatamente essa situação o que as mantém doentes?

Nem sempre pensei assim; eu simplesmente não sabia. Achava que ser magra era a *única maneira* de ser feliz e que isso poderia estar sob meu total controle. Achava que ser magra era a única maneira de ser bonita, aceitável e bem-sucedida. Minha religião era adorar gente magra. Internalizei a gordofobia de nossa cultura e não só fiz isso, como também julgava os outros. *Bem, pelo menos estou melhor que eles.* Temos tendência a pensar assim quando estamos com medo e inseguros, e isso é ruim, péssimo, horrível e, retroativamente, desculpe por isso.

Parte de minha epifania acerca de dizer foda-se à dieta foi sobre o peso: *preciso aceitar meu peso do tamanho que for senão jamais serei feliz.* Bem lá no fundo, eu sabia disso, mas não como fazer — porém, tinha ciência de que tinha que acontecer. Mesmo assim, continuei resistente e apavorada com meu peso por um bom tempo, independentemente do que, em sã consciência, *queria* sentir.

Não tinha ideia de quão profunda é a gordofobia em nossa cultura. É tão intensa que muitas vezes nem percebemos que fazemos parte disso, mas esse medo generalizado do peso e da obesidade afeta a todos nós — temos medo de ser gordos, sendo ou não.

Uma das coisas mais curativas que fiz foi seguir ativistas pela aceitação da gordura na internet, ler seus livros e ouvir suas histórias. Comecei a acompanhar relatos de pessoas que eram orgulhosamente gordas e a compartilhar suas histórias, experiências e fotos. Alguns desses ativistas são atletas, modelos, escritores, e a maioria deles já passou décadas de sua vida odiando o corpo e tentando emagrecer sem sucesso.

Ver pessoas de diversos tamanhos escolhendo ser felizes, bonitas e confiantes, mesmo sempre tendo ouvido que não poderiam ser tudo isso por causa do peso, foi a melhor maneira de desaprender aquilo em que eu acreditava sobre peso, valor e felicidade. Essas pessoas são exemplos vivos de que ser gordo não significa o que nos ensinaram. *Você* não precisa se sentir do jeito que lhe ensinaram. É um lembrete de que não importa o que algumas pessoas pensam a seu respeito. Importa o que *você* pensa.

Não digo isso querendo subestimar a gordofobia em nossa cultura. É difícil viver em um mundo gordofóbico *mesmo quando* você decide amar a si mesmo. Viver em um mundo que tem abertamente medo da obesidade provoca o tipo de dor que é inevitável. E é significativamente mais difícil para as pessoas gordas que para as magras, porque estas se beneficiam do ativismo contra os gordos e nunca precisam enfrentar o julgamento dos outros.

Recomendo que você siga os brilhantes ativistas pela aceitação do corpo gordo que escrevem, sob súa própria perspectiva, sobre como enfrentar a gordofobia, sobreviver e prosperar em um mundo que é habitualmente cruel e opressor com eles por causa do tamanho que têm. Você encontrará uma lista, em inglês, de alguns dos meus favoritos em thefuckitdiet.com/resources. E tome cuidado com o "movimento *body positive*" que é antigordura. Muitos *personal trainers* e gurus adotaram o termo *body positive*, mas ainda assim são todos poéticos acerca da importância de emagrecer. Tenha cuidado para que seu corpo também seja positivo em termos de gordura.

VOCÊ ESTÁ AUMENTANDO A APOSTA

Você está quase definitivamente apostando alto — em tudo. Muitas pessoas de personalidade tipo A, com problemas de controle ou tendências perfeccionistas, sentem o tempo todo que tudo vai desmoronar se não controlarem tudo com firmeza. Mas, a menos que você tenha literalmente a vida de alguém nas mãos (como um cirurgião), o risco não é tão alto quanto pensa. Caber em sua calça jeans velha não é uma situação de vida ou morte.

Atores e escritores sempre aprendem a *arriscar* muito para manter o interesse do público. Quanto maiores as consequências, mais cativante é a cena porque, de repente, tudo é mais importante. Mas você *não precisa* fazer isso na vida real. Deixe o risco do drama na tela de sua TV, ou faça uma aula de improvisação ou de canto se estiver morrendo de vontade de expressar sua alma dramática. Não há razão para acrescentar estresse à sua vida real.

De alguma maneira, acreditamos que isso é *responsável* por manter as apostas altas, pois parece que estamos fazendo todo o possível e levando tudo muito a sério. É assim que tentamos provar que algo é importante para nós. Mas o que fazemos *de verdade* é aumentar nossos hormônios do estresse, tornando tudo um sofrimento e esgotando nossa energia por anos a fio. Aumentar o risco causa constante ansiedade, bem como grandes picos de estresse.

Pense o seguinte: fomos *seduzidos* a acreditar que nossa saúde, felicidade e vida amorosa estão *em jogo a cada mordida que damos*. Que isso se tornou uma situação de vida ou morte. Literalmente, as pessoas pensam que vão morrer precocemente comendo nachos. Foda-se. Agora *você sabe* que isso tudo é exagero, que só instiga o medo. Esse era o objetivo das agências de marketing contratadas por empresas de medicamentos e dietas, e agora você acha que precisa desses malditos programas e dessas balas de gelatina de algas idiotas para suprimir o apetite. Eles aumentaram as apostas e isso lhes rendeu uma tonelada de dinheiro — mas às suas custas.

Parecer magra no vestido feio de dama de honra de sua prima não é uma *situação de vida ou morte*. Honestamente, quem se importa com sua aparência? Quem se importa com essas fotos? Quem se importa com o que alguém pensa? FODA-SE. Foda-se o drama. Foda-se o blá-blá-blá. Foda-se a indústria da dieta. E pensando bem, fodam-se as expectativas absurdas da indústria do casamento também.

Sim, eu entendo, só o que queremos é ser responsáveis e felizes. Mas não precisamos dobrar as apostas. Seja por uma dieta, nem para impressionar os falsos amigos ou pelo tamanho de nossas calças. Sabe o que é uma situação de vida ou morte? Transtornos alimentares. *Não comer* vai matar você. Não comer o suficiente vai prejudicar sua saúde, seus hormônios e causar estragos em sua saúde mental. Os riscos *são* altos para sua saúde mental e qualidade de vida, portanto, honesta-mente: que se foda.

COMO CONFIAR QUANDO VOCÊ NÃO CONFIA

Será mais fácil diminuir os riscos se você estiver disposto a confiar no todo. E às vezes isso é difícil, especialmente se estiver acostumado a *não ter* confiança nenhuma. É muito difícil para as pessoas que acre-ditam que são só elas contra o mundo. Se estiver convicto de que suas experiências anteriores provam que você não pode confiar, será difícil convencê-lo do contrário. Como posso convencê-lo a confiar se você simplesmente... *não confia?* Isso sim é que é uma crença limitante!

A melhor maneira de começar a confiar é crer no que o seu corpo diz. Ele existe para curar você. Os sinais, desejos e apetite de seu corpo se manifestam para mantê-lo vivo e cuidar de você. Sua exaustão, fome e resposta imunológica ao estresse estão aí para mantê-lo bem. Portanto, se você ainda não consegue confiar no todo, comece depositando um pouco de confiança em seu corpo.

Depois de anos lutando contra e vivendo em conflito com o seu corpo, confiar nele é muito difícil para muita gente. Temos certeza de que ele nos decepcionou; se deixado por conta própria, ele nos trairá repetidas vezes. Achamos que se não gastássemos a maior parte de nossa energia controlando nossos apetites por alimentos calóricos e nos forçando a fazer exercícios extenuantes, perderíamos depressa o controle.

Tudo que seu organismo já fez foi para protegê-lo. Nosso erro é acreditar que há algo de errado em ter apetite ou ter um corpo que não é extremamente pequeno. Posso lhe dizer repetidamente que felicidade, saúde e valor não têm nada a ver com seu peso. Mas ainda não consigo fazer você acreditar em mim; não posso fazê-lo confiar em mim. E não posso fazê-lo confiar em seu corpo.

Para confiar, você precisa dar um salto de fé. Pergunte a si mesmo no que acredita e aja de acordo. Comece a ouvir seu apetite, a seguir seus desejos. Aprenda a confiar ouvindo os sinais de seu corpo. Ele não vai decepcioná-lo.

Você pode ter medos, dúvidas e grandes crenças limitantes para enfrentar (todos nós temos), mas precisa entregar-se à confiança. Creia no seu corpo e acredite que sua existência é mais que uma longa tentativa de emagrecer.

DEIXE QUE PAREÇA UMA LOUCURA

Às vezes, falo sobre "amar a si mesmo como um louco". Digo isso porque algumas pessoas acham que seria *loucura* gostar de si mesmas do jeito que são agora. *Uma pessoa em sã consciência jamais gostaria de ser como eu. Eu não mereço isso. Não consigo. Eu seria ridicularizado por todo mundo.*

Mas por quê? Por que não merece? Uma das crenças mais destrutivas que internalizamos é que engordar nos torna feios e que ser feio nos torna indigno. Portanto, como posso não ter medo de engordar? Essas malditas crenças sociais sobre o peso são relativamente *novas*. Há menos de oitenta anos, eram vendidas soluções tônicas, suplementos e todo tipo de coisas para tornar as mulheres *menos* magras. O tipo de corpo que devemos ter é sempre baseado no elitismo social do momento. E desaprender o que você aprendeu sobre beleza e valor é mais importante que qualquer outra coisa que se faça ao dizer foda-se à dieta.

Onde quer que você esteja, esse é o ponto de onde começar. Deixe de lado a culpa, o ódio de si mesmo, a vergonha e a caixa em que foi colocado. Reserve um tempo para entender suas crenças sobre peso, processe-as e abandone-as.

Você é exatamente como deveria ser. Tem o tipo certo de corpo. *Não* precisa da aprovação de ninguém. Tem permissão para viver a vida em seus próprios termos. E tem permissão para se sentir bonito, mesmo que os outros digam que não deveria.

Sim, é assustador. Você tem que enfrentar seus maiores medos e abandonar a identidade que o fazia se sentir seguro. Mas se não estiver disposto a fazer isso, nada vai mudar, não importa quantas pesquisas faça sobre alimentação normal e *body positive*. O desejo de se curar tem que ser mais forte do que o de permanecer no controle. O desejo de sentir desconforto e dor deve ser mais forte do que o de se entorpecer. O desejo de ser saudável tem que ser mais forte do que o de ser magro. Tudo se resume a querer ser feliz mais do que querer ser bonito, porque se você se sentir digno *mesmo que acredite que não é muito bonito*, não há como perder.

Se ainda não consegue se amar como um narcisista psicopata, tudo bem. Por enquanto, esforce-se para acrescentar um pouco de compaixão à receita: por si mesmo, por onde está e por que a vida é muito difícil.

Estou lhe dando permissão para *deixar* que pareça uma loucura até que não pareça mais. Aceite-se mais do que pensa que está autorizado a fazer. Aceite radicalmente onde está, mesmo que pareça uma estupidez. E, um dia, vai perceber que não é, de maneira nenhuma, estúpido.

AME-SE COMO UM PSICOPATA

Escreva todas as razões de você ter medo de que seja uma "estupidez" aceitar a si mesmo. Todas as coisas sobre você que só um tolo amaria. Siga suas reações emocionais ao seu corpo, a lista não precisa ser racional. Revise a lista e veja se consegue se imaginar permitindo-se ser tolo e louco o suficiente para amar a si mesmo apesar disso tudo.

ESPERANDO PERDER A FOME

Muitas pessoas têm a crença limitante de que a fome é "um problema que precisa ser resolvido". É uma crença *tão* comum e traiçoeira que mesmo quem já disse foda-se às dietas há muito tempo percebe que *ainda* está esperando o dia em que não sentirá mais fome. Há ainda uma pequena parte da pessoa que espera o tempo todo que a fome seja *curada*, como se fosse um sintoma que precisa ser tratado. Muitas pessoas presumem que o verdadeiro objetivo de tudo isso é acabar perdendo a vontade de comer, porque isso está tão arraigado em nós que ter apetite é prejudicial ou sinal de fraqueza.

Faz sentido. A maioria das pessoas começa a prática do foda-se a dieta com a "mentalidade dietética", por isso não é surpreendente que tantas automaticamente esperem que essa prática nos cure do que pensam ser o problema: a fome. Pensamos que, se pudermos nos nutrir de novo o suficiente e consertar o metabolismo, acabaremos chegando a um estado no qual não sentiremos mais fome. E estou aqui para lhe dizer, mais uma vez, que isso nunca vai acontecer.

Isso é também o que muitos de nós tentamos fazer com a obsessiva "alimentação intuitiva". Pensamos que, se *realmente* fôssemos intuitivos, não pensaríamos em comer. Se estivéssemos *mesmo* ouvindo o corpo, não comeríamos muito. Ou que, por mágica, desejaríamos couve.

Pois eu digo: "Coma até chegar ao outro lado", e o que quero dizer é: até passar para o outro lado do modo fome, no qual você não é mais tão faminto, *tão obcecado* por comida e não tem mais medo. Não dá para viver no modo de sobrevivência à fome.

Mas mesmo depois de "chegar ao outro lado", no qual comida é só comida, você ainda terá apetite. Porque apetite é sinal de saúde e de bom funcionamento do metabolismo. Ter apetite ou querer comer não é fraqueza, é estar vivo, e isso jamais acaba. E se acabar, procure um médico, porque talvez você esteja morrendo.

É PERMITIDO FICAR CONFUSO

Não existe um método "pá-pum" para conhecer como funciona nossa mente. Lembre-se de que panaceias não existem. E as ferramentas que você aprendeu até agora devem ser usadas o tempo todo pelo restante de sua vida. Você é um ser humano que vive, respira, que o tempo todo enfrentará situações estressantes, desafios e momentos em que precisará descobrir que gatilhos as velhas crenças estão acionando. Você passará a vida toda encontrando e abandonando crenças limitantes. O aprendizado *nunca* termina.

O caminho da autoaceitação não é uma linha reta. Haverá dias em que você se sentirá incrível e totalmente curado. E daí, bumm! Dúvida, julgamento e medo debilitante do que os outros pensam. *O que estou fazendo? Será que sou louco? Por que acho que parar de fazer dieta é uma boa ideia?! Todo mundo está me julgando e observando minhas calças novas!*

Mergulhar de cabeça na ideia de que emagrecer é a resposta simples para seus problemas é um padrão profundo em seu cérebro, bem

222 | F*DA-SE A DIETA

como em nossa consciência cultural coletiva. Portanto, quando você passa por um período estressante, às vezes seu cérebro volta aos velhos hábitos autodestrutivos. *Se eu emagrecer um pouco, tudo vai se encaixar. Talvez assim eu tenha um pouco de controle sobre o restante de minha vida.*

Mesmo sabendo que isso não adianta, impressionar as pessoas e obter a aprovação delas muitas vezes parece uma boa maneira de se sentir seguro e feliz. Às vezes, restringir alimentos ainda parecerá um jeito infalível de obter aprovação *e mais* segurança e felicidade. Mas, no fim das contas, isso é só um velho mecanismo de enfrentamento que nos deixará carentes, necessitados, famintos e estranhos em relação à comida.

E se você *voltar* a fazer dieta ou eliminar certos alimentos, verá que a tática da restrição vai dar errado cada vez mais rapidamente. Eliza me disse:

Estou na prática do foda-se a dieta há cerca de dez meses. O nível de intuição e confiança em mim mesma que o trabalho energético e a abordagem alimentar me proporcionaram foi muito transformador. No trajeto, tive alguns deslizes e retornos à alimentação restritiva, mas agora os efeitos negativos das dietas são muito perceptíveis, e rápidos. Imediatamente fiquei viciada em comida de novo e, embora essas lições nunca sejam divertidas, isso me mostrou como me permitir todos os alimentos é importante para minha intuição e minha saúde física e mental.

Não se apavore por sentir pânico nem se sinta culpado pela culpa. Às vezes basta se comprometer de novo.

Cometer erros e dar um passo para frente e dois para trás é normal. A confiança que vai e volta não significa que nada está funcionando; quer dizer apenas que o autoaperfeiçoamento e a busca pela felicidade não são uma linha reta. É tudo meio confuso.

A PARTE DO CRESCIMENTO

Sua vida vem esperando com paciência (e tédio) que você pare de se preocupar com essas bobagens. Portanto, é hora de reintroduzi-lo à sua vida. As fases física, emocional e mental foram os degraus para tirá-lo do modo de sobrevivência e entrar no modo de crescimento. Todo o trabalho que você fez para deixar para trás sua obsessão por comida e peso, para incorporar suas emoções e superar seus bloqueios mentais abriu espaço para que você possa começar a levar a vida de uma forma significativamente mais poderosa, intuitiva e, quem sabe, muito *divertida*.

É aqui que podemos nos entregar ao que realmente queremos, ao que realmente pensamos, ao que precisamos de verdade, a quem realmente somos e para que realmente estamos aqui.

Também vamos falar sobre dizer não e sobre atividades e situações que não nos fazem sentir bem ou não nos servem, e começar a estabelecer limites para ter certeza de que estamos cuidando de nós mesmos e nos priorizando.

Essas coisas ninguém nos ensina na escola, mas deveria.

QUE CAUSA VOCÊ DEFENDE?

Diminua o zoom e pense em sua vida como só um pontinho na vasta história da humanidade. O que acha que veio fazer aqui? *Definitiva-*

mente, não foi contar ervilhas! Você não está neste mundo para preparar incríveis refeições low-carb. Seu propósito vai *muito além* de uma dieta idiota e sufocante. Embora possa parecer óbvio, *vivemos esquecendo* que a vida vale bem mais que todo esse drama.

No início de minha prática do foda-se a dieta, eu também estava passando por uma grande crise existencial relativa à minha carreira e meu "propósito" — tudo o que sempre esteve impregnado de muito perfeccionismo e mais decepção e culpa. Meses depois de decidir curar minha relação com a comida e o peso, me deparei com o livro *O caminho do artista**, que embora nada tenha a ver com alimentação ou imagem corporal, aborda o perfeccionismo e o controle de uma maneira que mudou seriamente minha vida, e também me ensinou a como abordar a prática do foda-se a dieta. Na verdade, o exercício esvaziar a lixeira cerebral é adaptado do "Páginas Matinais" de *O caminho do artista*.

Perfeccionismo e *tentativa* de controle são as principais maneiras de nos sufocar. Temos tanto medo de ser imperfeitos ou de fazer mal as coisas que preferimos simplesmente não fazer nada. *O caminho do artista* me ensinou que vale a pena fazer malfeita qualquer tarefa que valha a pena fazer, porque a questão não é o produto final. É no ato em si que está a alegria.

Este livro está em suas mãos porque, anos atrás, quando eu estava perdida e péssima, com medo de nachos, li um livro que me incentivou a fazer algo, mesmo que fosse ruim. Então, criei um site chamado *The Fuck It Diet* e comecei a escrever sobre o que estava aprendendo acerca dos perigos das dietas.

Não pire com a palavra *propósito*. Não precisa ser nada épico para ser um propósito. Você nem precisa saber qual é seu propósito, e ele pode mudar de mês em mês ou de ano em ano. Os propósitos podem ser discretos, modestos e ajudá-lo a se ancorar em algo menos sufocante que precisar ter uma calça da moda que lhe caia bem, e ainda produzir um efeito cascata só com base na maneira como você leva sua

---

* CAMERON, Julia. *O caminho do artista*. Tradução de Leila Couceiro. 1ª ed. - Rio de Janeiro: Sextante, 2017. [*N. do R.*]

vida. Em vez de se preocupar com um propósito maior, pergunte-se: "Que causa eu defendo?"

Você não precisa ser extrovertido ou um lutador para infundir seu propósito discretamente na maneira como caminha pelo mundo. É óbvio, pode organizar passeatas, criar instalações de arte subversiva ou ser embaixador de uma grande instituição de caridade. Mas também pode expressar a causa que defende na maneira como cria presentes para os amigos uma vez por ano, ou faz as pessoas rirem, ou nas flores que cultiva. Pode ser pequeno, pode parecer inócuo, mas não é.

Quando você sentir a atração gravitacional da mentalidade de colmeia das dietas, lembre-se de que sua vida é muito mais que sua aparência ou seu peso. Pode analisar as coisas de uma perspectiva bem espiritual ou de maneira direta e prática. Como você deseja que sua maneira de viver e se conectar com as pessoas afete o mundo e a próxima geração? Que causa você defende hoje?

Andamos confusos quanto ao que é importante. Deixamos que nossa aparência e a contagem de calorias eclipse nossa maneira de viver. Pense bem: encontrar um uso melhor da energia pode ajudá-lo a criar uma vida mais plena e a se curar.

QUE CAUSA VOCÊ DEFENDE?

Que causa você defende? Olhando para trás, que coisas priorizou? Se for difícil se conectar com isso, imagine que uma criança inocente foi afetada pelo que você pensa de si mesmo e absorveu as causas que defende neste mundo (e se você for pai, mãe ou professor, isso é a realidade). Como isso esclareceria o que é importante para você?

LIMITES PRÁTICOS COM COMIDA E PESO

Se seus amigos e familiares costumam falar sobre comida e peso (deles ou seu), recomendo que lhes diga exatamente o que está fazendo. Peça compreensão, apoio ou, pelo menos, que não façam comentários. E não espere nada deles.

Isso mesmo. NÃO ESPERE NADA. Se tiver esperança de convertê-los à prática do foda-se a dieta, é quase certo que ficará desapontado quando um de seus avós senis lhe perguntar em voz alta, na frente de todos, se você está magro ou gordo atualmente (história verídica). Ou quando seu tio disser que tem certeza de que a dieta Atkins funciona porque todo ano ele faz de novo e todo ano emagrece de novo (outra história verídica).

Repito: lembre-se de sua própria jornada. Você teve que encontrar seu caminho sozinho. Teve que chegar ao fundo do poço na relação com comida e peso para poder se abrir a uma alternativa radicalmente diferente. É provável que tenha experimentado a alimentação pseudointuitiva antes de perceber como é fácil transformá-la em uma dieta. E teve que seguir sua própria versão da dieta Atkins low-carb, ano após ano, até perceber que não era você quem estava errado.

Pode ser uma conversa constrangedora; portanto, se quiser orientação sobre por onde começar, pense em algo como:

Como você já deve saber, há anos procuro a resposta para o estresse que sinto em relação à comida e ao meu peso. Essa busca me deixou muito infeliz e obcecado, por isso resolvi tentar uma coisa nova: estou aprendendo a comer normalmente, sem obsessão, e a ouvir meu corpo, e por isso estou me permitindo comer o que quiser. Está dando certo, estou me sentindo muito mais normal em relação à comida. Engordei um pouco e pode ser que engorde mais, mas isso faz parte do processo.

Estou tentando mudar minha relação com o peso também. Portanto, adoraria e agradeceria seu apoio e que falasse sobre outros assuntos comigo, não sobre comida ou peso. Se quiser saber mais sobre o embasamento científico disso, será um prazer lhe mostrar.

Se a pessoa parecer aberta e solidária, mencione os estudos para este livro e para o foda-se a dieta e mais a iniciativa *Health at Every Size*. Mas sério; não espere que eles embarquem nessa com você. Se fizerem isso, ótimo. Se não, ótimo também. Pelo menos você estabeleceu seus limites.

Se e quando eles inevitavelmente esquecerem ou deixarem de respeitar seu pedido de falar de outros assuntos além do peso, reafirme seus desejos e limites:

Sei que **antes** *falávamos sobre peso o tempo todo, mas é muito importante para minha saúde mental e física, agora, que eu me concentre em como me sinto, e não em quanto peso. Por favor, não fale de peso de novo. Estou me esforçando muito para priorizar minha saúde e felicidade, não meu peso.*

E se e quando a pessoa argumentar sobre saúde, diga:

Agradeço por você se importar com minha saúde, mas, na verdade, descobri que quanto mais me concentro no peso, pior fica minha alimentação e minha saúde. Ler Foda-se a dieta *(ou qualquer outro livro do mesmo assunto) vai ajudá-lo a entender minha nova perspectiva, isso se estiver interessado em saber mais.*

E se a pessoa não conseguir mesmo parar de falar sobre comida e peso, você tem duas opções:

Continue explicando o que espera e merece e mantenha seus limites. Você não está errado; tem todo o direito de exigir respeito e compreensão em relação à sua vida, saúde e escolhas para seu corpo.

Ou pare de andar com essa gente. Vai ser difícil se for sua mãe ou colegas de trabalho, mas limites são limites.

Quanto a pessoas que você não conhece, recomendo ignorá-las. Lembre-se de que você já foi como elas um dia, perceba que estão vivendo em um universo alternativo e sofrido, onde há corridas contra o peso e a pessoa só é boa o bastante quando prova seu valor para si mesmo e cabe na calça jeans da pré-adolescência. Use a rebeldia para recordar que você é o seu próprio chefe, que é legal e maravilhoso.

O mais importante, além de criar limites práticos, é descobrir o que essas pessoas provocam **em você**. Se suas palavras ainda lhe provocam estresse, pergunte-se: seu medo é de que elas estejam certas em quê? Com que crenças limitantes SUAS elas o estão forçando a lidar?

E como sempre: encontre essas crenças limitantes e abandone-as com a Ferramenta 5.

Quanto mais confiante e seguro você estiver em relação a suas escolhas e seu corpo, mais fácil será estar com pessoas que não concordam com sua maneira de comer e de se relacionar com o peso. Essa é a vantagem de descobrir *em relação a que teme que elas estejam certas* e fazer o trabalho energético para ajudá-lo a confiar no que está fazendo e manter o poder.

ÓCIO FÚTIL

Você precisa e merece o ócio fútil (também conhecido como cuidados pessoais; chamado ainda de tempo para a saúde mental). A maioria das pessoas que fazem dieta também tem muita *energia de ergomaníaco*, portanto, para se curar por completo, você tem que ver além da comida e exercícios e observar a maneira como encara... tudo.

A questão é que sua produtividade, sua energia e seu poder de inovação vão secar logo se você não reservar um tempo para se reabastecer, alimentar a alma e ficar à toa, fazendo o que gosta. *Fazer o que gosta* vai reabastecê-lo mais que qualquer outra atividade.

Isso significa que ter ciência do que gosta de fazer, só por fazer, é uma atitude muito *responsável* para com sua felicidade e produtividade em geral. Não quero suborná-lo com o paradigma da responsabilidade e produtividade, mas se funcionar, vou usá-lo.

Claro, a diferença é que sua felicidade é de extrema importância aqui. Porque se você não se permite ser feliz, o que está fazendo? Sério, o que está tentando provar? Que pode ser extremamente sério, infeliz e produtivo até o dia de sua morte? Bravo! Mas para quê?

Durante muito tempo imaginei que "cuidados pessoais" tinha que ser algo bem feminino e caro, como fazer um tratamento facial ou tomar um longo banho de espuma ou cheirar velas aromaterapêuticas de marca usando um lindo pijama de seda e ouvindo acordeão.

Se essa é a sua versão ideal de cuidados pessoais, VÁ FUNDO. Seja a Amélie Poulain que sempre sonhou ser. Mas os cuidados pessoais não precisam ser tão *extraordinários*. E se a expressão "cuidados pessoais" não repercute em você, substitua-a por outro termo: dia da saúde mental, tempo de saúde mental, tardes de saúde mental. Lembrar que isso é para sua saúde mental e da alma deixa claro o *quanto precisamos disso.*

Eu defino *cuidados pessoais* como "fazer algo que gosto de fazer", algo que me reabastece mais profundamente. Então, pergunte a si mesmo: o que gosta de fazer? O que sempre teve curiosidade de ex perimentar? Eu gosto da simplicidade de fazer caminhadas ouvindo música, assistir à TV e falar sobre as histórias e os personagens com outros amigos que adoram TV e, devagar e sempre, aprender que se eu comprar plantas que precisam de sol pleno e as plantar à sombra, elas vão morrer (jardinagem amadora). Há alguns anos, minha resposta a essa pergunta foi muito diferente. Você tem permissão para experimentar e mudar de ideia sobre o que gosta de fazer.

Cuidar de si mesmo é estar disposto a dar-se um tempo e o que *realmente* necessita em dado momento. Significa se cuidar da maneira como mais precisa e priorizar as necessidades que deve ter se acostumado a ignorar. Às vezes, isso significa tirar uma soneca, cancelar ou fazer planos com amigos, ligar para alguém, ir à terapia, dedicar-se à nobre arte de não fazer nada, manter um diário, dormir, receber uma massagem, alongar-se, dar uma caminhada, assistir à TV, ler um livro, conectar-se com a natureza, molhar os pés, ouvir música ou comer sua comida favorita. (Sim! Comer pode ser um cuidado pessoal!) As opções são infinitas. O *importante* é entrar em contato com o que você precisa de verdade e estar disposto a se permitir isso, e não negar essas necessidades e arrastar-se para frente.

230 | F*DA-SE A DIETA

Deitar-se é um cuidado pessoal, mas eu não chamaria isso de ócio fútil. Em termos ideais, há *outro* cuidado pessoal no ato de se deitar. É um intervalo adulto, que pode envolver o cérebro (ou não), para buscar *outras* maneiras de se cuidar.

A crença mais inútil que podemos sustentar é que os cuidados pessoais são egoístas ou desnecessários. Ou que só os fracos precisam de um tempo para si mesmos. VOCÊ NÃO AJUDARÁ NINGUÉM, NEM A SI MESMO, SE ESTIVER ESGOTADO, INFELIZ E SE SENTINDO PÉSSIMO. Cada um tem seu jeito de recarregar a energia, e as necessidades mudam de um dia para outro, de uma semana a outra e de uma situação a outra. Independentemente de quem você seja, precisa de um tempo para cuidar de si, e esse tempo não precisa ser do jeito que imagina.

Recomendo dez a vinte minutos, todos os dias, *no mínimo*. Repito: isso além de se deitar. E leve o tempo que quiser — isso, vá em frente, largue tudo e tire dez anos para se cuidar, se puder. Mas pequenos intervalos também farão maravilhas. Você pode se perguntar: "Que aspecto está precisando de minha atenção? O que seria bom fazer agora?" Faça uma lista de cinco coisinhas. Há algo nessa lista que você pode fazer por si mesmo hoje? Dá para fazer as cinco?

Durante esse tempo de cuidados pessoais, você se permitirá *diminuir* o ritmo. Nada de pressão para realizar nada. Nada de objetivos. Nada de nada. Esse tempo tem *tudo a ver* com a prática de dizer foda-se à dieta, porque embora toda ela pareça ter a ver com comida, a verdadeira questão subjacente é *como somos duros conosco*. O que peço é que você reformule sua maneira de viver.

FANTASIAS SOBRE CUIDADOS PESSOAIS

Se não existissem obstáculos e você tivesse uma varinha mágica, que tipo de cuidados pessoais colocaria em sua vida? Faça uma lista, mas que seja fantasiosa. Você tem bilhões de dólares e uma varinha mágica.

Depois de fazer a lista, veja se há algo que possa experimentar de verdade na vida real, mesmo que tenha que fazer adaptações para ser viável. Por exemplo, se sua fantasia for fazer um retiro de uma semana, como pode inserir alguns aspectos dessa experiência em seus fins de semana? Fazendo massagem? Comprando óleo essencial de lavanda? Então tente, caramba!

MELHORE SUA SAÚDE SEM DIETAS, SEM EXERCÍCIOS FÍSICOS E SEM EMAGRECER

Se você está sempre enlouquecendo por causa da saúde, aqui estão algumas maneiras de cuidar dela por meio de uma abordagem radicalmente antidietas. Faça essas coisas sempre que precisar se lembrar de que se preocupa consigo mesmo, está se cuidando e tudo vai dar certo. E que, de qualquer maneira, um dia você morrerá.

Coma e cure seu metabolismo.
Deixe seu corpo engordar.
Coma carboidratos.
Durma bastante.
Deite-se.
Diga não às coisas que odeia fazer.
Diga sim às coisas que parecem legais.
Tire dias de folga.
Veja seus amigos.
Coma probióticos ou alimentos fermentados.
Tome um suplemento para as suprarrenais e os hormônios do estresse.
Respire fundo.
Alongue-se.
Descubra maneiras de rir.

232 | F*DA-SE A DIETA

Veja ou leia algo positivo ou comovente.

Quando tiver energia, mexa seu corpo do jeito que quiser.

Consulte-se com um médico neutro em relação ao seu peso.

Faça uma massagem ou experimente acupuntura.

Faça terapia.

Experimente novos alimentos.

Fique em contato com a natureza.

Tome sol.

Espalhe plantas por sua casa.

DESCANSO EMOCIONAL E EXISTENCIAL

Sabe aqueles aplicativos que você esqueceu abertos no seu computador ou celular? Esses que consomem bateria mesmo que você não os esteja usando? É isso que o estresse e a preocupação com tudo que teme estar fazendo de errado farão com você: discretamente, esgotarão sua força vital. E você continuará tentando entender por que está tão exausto.

Depois de alguns anos seguindo minha prática do foda-se a dieta, tive a sensação radical de que precisava de "dois anos de descanso". Eu me permitia descansar *fisicamente*, mas só anos depois percebi que... *Ahhhh. Ainda estou em dívida com todas as OUTRAS áreas de minha vida.* E percebi que todo meu "deverismo" ainda comandava o show em segundo plano — e isso vinha acontecendo havia anos. Isso me mantinha o tempo todo esgotada, drenava minha energia e me provocava ansiedade cuja causa eu não conseguia identificar. Até então, eu não havia percebido como as crenças limitantes são exaustivas.

A maneira mais fácil de encontrar as causas do esgotamento existencial é se perguntar: *Em que aspecto receio não estar "vivendo direito"? Que coisas acredito que devo fazer? Por quais razões acho que estou fracassando, indo muito devagar, decepcionando as pessoas e a mim mesmo ou a caminho da morte, feio e sozinho?* Todos esses questionamentos são como uma maratona mental (e emocional), além de afetar nosso corpo físico com estresse crônico.

Durante anos, minha vida foi alimentada por hormônios do estresse, que esgotam o corpo fisicamente. Quando percebi isso, entendi que precisava, e muito, de um descanso existencial. Percebi que dizer foda-se à dieta revolucionou minha maneira de viver, comer e me ver. E então, decidi: *por que não fazer isso com tudo?* Por que não aplicar essa técnica a todas as áreas de minha vida? Porque, para ser sincera, eu estava cansada demais; percebi que todas as crenças limitantes que tinha sobre comida e meu corpo, também se aplicavam a amor, carreira, sucesso, dinheiro e a habilidade de ser uma pessoa divertida ou produtiva o tempo todo. Eu tinha muitas crenças sobre sucesso, responsabilidade, como e quando podia relaxar — e isso tudo me deixou tão... exausta.

Meu plano era não fazer nada além de relaxar. Lembra que os médicos antigos prescreviam um mês de férias à beira-mar? Era disso que eu precisava, mas por dois anos. E decidi "dois anos" porque me pareceu tempo suficiente para eu ser radical de verdade. O *objetivo* do meu descanso era eliminar toda a pressão sobre mim, dizer *foda-se* aos "deverismos". Eu ia abandonar o teatro, usar o dinheiro que ganhara no ano anterior e escrever este livro. Só isso. Mas naquele primeiro ano, decidi morar em outra cidade e me mudei, aí procurei e comprei uma casa. Mudei-me de novo, dirigi três programas on-line ao mesmo tempo enquanto atuava profissionalmente em tempo integral — ensaios o dia todo e oito apresentações por semana à noite. Tudo isso e mais descobrir que o aquecedor do meu novo lar podia explodir a qualquer momento (obrigada por nada, *inspetor*) e que havia uma goteira exatamente sobre a minha cabeça quando chovia de madrugada — isso enquanto eu tentava escrever este livro. Basicamente, a vida aconteceu. E isso não foi descanso.

Ora, como descansar quando não se tem tempo? Sei que muita gente está atarefada porque trabalha, tem filhos, parceiros, e se preocupa com dinheiro, e tem obrigações que não pode evitar e vazamentos em

234 | F*DA-SE A DIETA

casa. Não dá para fugir para uma ilha ou instituir os Dois Anos de Descanso, mas o legal é que você pode aprender a descansar enquanto a vida é exaustiva em vez de esperar até que fique mais tranquila. Porque a vida raramente é mamão com açúcar por muito tempo.

Acrescente descanso existencial em sua vida da seguinte maneira:

1. **Aprenda a impor limites** na vida e a dizer não às coisas de que *não precisa ou com as quais não quer se comprometer.*
2. **Acostume-se a reservar pequenos períodos** para diversão, descanso e para ficar à toa, mesmo com uma agenda que parece nunca esvaziar. Você merece dez minutinhos aqui, uma horinha ali, e precisa aprender a se permitir isso.
3. **Perceba que o descanso existencial é mais, bem... existencial que qualquer outra coisa.** A questão é sua maneira de *encarar* sua programação, suas obrigações e sua produtividade. É sua maneira de ver seu *merecimento* para ter descanso e limites. É sua maneira de *ver* sua lista de tarefas e aprender a se libertar. Isso vai diminuindo a pressão enquanto você avança. É sua maneira de entender como as férias, a diversão, o tempo de descanso são importantes para sua alma, felicidade e saúde. É libertar-se dos "deverismos", das crenças limitantes e diminuir a pressão sobre si da maneira que for possível. O descanso é, em parte, um estado de espírito.

É impossível lidar com tudo de uma vez, mas ao chegar a esta fase de "crescimento", além da distração da comida e da obsessão pelo corpo, agora você tem o espaço e a capacidade de ver todas as outras crenças limitantes sob as quais vive.

Estou escrevendo este livro agora, durante meus dois anos de descanso, porque *quero*, e não porque meu "deverismo" está me estrangulando. Este é um fenômeno semelhante a eliminar a pressão para comer de certa maneira e, *graças a isso*, sentir atração por alimentos que darão suporte a nosso corpo.

Decidi eliminar todo tipo de pressão que impunha a mim mesma para chegar a algum lugar. Não preciso chegar a algum lugar; não preciso estar em nenhum lugar diferente; não preciso ir "mais longe". Não preciso ser mais feliz, mais rica, mais saudável ou resolver tudo. E nem você.

O QUE VOCÊ ESTÁ FAZENDO QUE O DEIXA EXAUSTO?

Quem faz parte da sua vida e o está esgotando? Há algo extenuante que você permite? Gostaria de dizer não com mais frequência a quê?

SEJA SEU PRÓPRIO GURU

O objetivo deste livro é fazer que você cure seu relacionamento com a comida, confie em seu corpo, alimente-o, *sinta* como se sente em seu corpo e deixe de lado as crenças que obscurecem sua sabedoria. Você é sua melhor aposta para descobrir as melhores escolhas para si mesmo. As opiniões dos outros só são importantes no sentido de como ecoam em *você* e sua sabedoria.

Desconfie de quem afirma saber o que é melhor para seu corpo — inclusive eu. Isso mesmo! Avalie *tudo* com sua sabedoria e intuição. Você está no comando. As ferramentas e os exercícios escritos que forneci neste livro são as maneiras *mais simples* e fáceis de você se conectar com sua intuição e sabedoria. Permitir-se comer acabará com a obsessão do seu corpo de alimentar-se no modo sobrevivência; a ferramenta deitar-se lhe dará a chance de desacelerar. Respirar e sentir permitirão que você perceba e sinta o que está acontecendo. E esvaziar a lixeira cerebral é uma maneira incrível de eliminar todo o ruído e abrir espaço para que a clareza e a intuição aumentem.

Sua intuição, ao contrário de sua mente, é calma. Sua mente está programada para a sobrevivência e tem certeza de que a desgraça está à espreita em cada esquina. Portanto, sua mente é, essencialmente, uma idiota assustada e crítica, nervosa, que está sempre se lamentando, reclamando e incessantemente se repreendendo, lotada de crenças limitantes, "deverismos" e preocupações. Às vezes, porém, surge uma rajada de calma sabedoria.

Levará algum tempo para você descobrir como ouvir a si mesmo, e isso é esperado. Você pode experimentar tudo e ver como se sente; tem permissão para fazer curvas e desvios errados e cometer erros. Mesmo assim, permita-se sempre ser sua própria autoridade.

Quando estiver difícil saber o que é certo para você, a resposta quase sempre é *esperar*. Esvazie a lixeira cerebral; deite-se em sua cama; vá dar uma volta, talvez. E espere. Você saberá o que fazer. Sua intuição é simples e, com certeza, gentil e calma. Ela faz parte das coisas serenas nas quais você pode confiar.

QUAIS SÃO AS REGRAS QUE DEVO ABANDONAR?

Escreva tudo que você faz, pensa e com que se preocupa com base nas crenças da sociedade, da sua família ou comunidade. Observe se algumas são crenças limitantes que precisam ser abandonadas, esvaziando a lixeira cerebral. Circule essas e coloque-as em sua lista de crenças limitantes para abandonar depois. A seguir, volte para a lista atual e reescreva as regras para que sirvam ao ponto em que está hoje. Lembre-se de que você está no comando. Você faz as regras de sua própria vida.

É ISSO!

Olhe para você! Conseguiu terminar o livro! É provável que ainda esteja trabalhando sua relação com comida e peso, seguindo a prática do foda-se a dieta. Mas agora você tem as ferramentas para fazer mudanças profundas e sair do modo de sobrevivência, deixar de viver uma vida que não é sua. Continue usando as cinco ferramentas, não só no relacionamento com a comida e o corpo, mas em qualquer área de sua vida que esteja nebulosa e confusa. Confie na sabedoria de seu corpo em *qualquer* área para a qual anseie mais orientação interna.

Confie em seus impulsos, em seus desejos e na sua verdade. Acredite no que você sabe, reduza as apostas e, quem sabe, coma alguma besteira.

AGRADECIMENTOS

Este livro foi possível graças às pesquisas e ao feminismo (além dos desafios) de outras pessoas que vieram antes de mim. Serei eternamente grata por todo o seu trabalho e estudo, que prepararam o caminho para este texto.

Não sou a primeira pessoa a escrever sobre este assunto e não serei a última. Esta obra foi possível porque eu o escrevi em uma época em que a positividade corporal está ficando cada vez mais popular (e durante a onda de livros com *Foda-se* no título).

Tenho que homenagear:

Todos os cientistas e pesquisadores que foram contra a corrente e falaram sobre o viés alimentar e de peso, e que publicaram livros, periódicos e artigos de livre acesso: meu trabalho não seria o mesmo sem o de vocês.

Todos os ativistas pela aceitação da gordura – escritores, atletas, modelos, comediantes, atores que têm uma vida muito mais difícil do que a minha e estão dando o exemplo: vocês me ensinaram muito e dão muito ao mundo compartilhando sua experiência. Serei eternamente grata a todos vocês.

Todos os terapeutas, dietistas, nutricionistas, enfermeiros e médicos que ensinam e pregam uma abordagem neutra em relação à comida e ao peso

240 | F*DA-SE A DIETA

para a saúde e a cura. *São vocês que atuam em campo*, seu trabalho é essencial.

Todas as pessoas que ensinaram alimentação intuitiva ou abordagens não dietéticas ao longo dos anos.

Todos os meus alunos e leitores originais; sua confiança na prática de dizer foda-se à dieta e seus comentários tornaram este livro possível. Obrigada, obrigada, obrigada.

Elisa, Corey e Maryellen, obrigada por lerem o manuscrito antes. Sam, pelas fotos e por cuidar de minha cachorra. Alexis, pela magia. Susan e Annie, pelo batom nude. Melanie, pelos telefonemas. Matt, por transformar mensagens de texto em arte. Margaret e Shane, por me fazerem rir. Meus pais, que não gostam de palavrões, mas me apoiam mesmo assim. Ao restaurante Fitz and Starts, por me deixar comer sanduíches enquanto trabalhava. E também gostaria de agradecer à minha cachorra, Molly Weasley, por arruinar a minha vida e os meus lençóis.

Agradeço a toda a equipe da Harper Wave que tornou este livro realidade. Hannah Robinson e Karen Rinaldi, obrigada por me ajudarem a fazer a melhor versão desta obra. E a equipe de produção, Brian Perrin, Yelena Nesbit e Sophia Lauriello, que não desanimaram por não podermos nem colocar o título do livro em nossos e-mails. Obrigada, obrigada.

Sou grata a Susan Raihofer, minha incrível agente, que acreditou neste livro e na mensagem, embora nunca tenha feito dieta nem lutado contra o peso. Você é a melhor e garantiu que minha voz e minha escrita permanecessem intactas.

Emma Lively, que acreditou neste livro, nesta mensagem e na forma como a transmiti: este livro não existiria agora desta forma sem você. Obrigada,

obrigada por ser a *melhor* parteira criativa e anjo literário. Você é uma entre as minhas pessoas favoritas no mundo.

NOTAS

1. L. Villazon, "Who Would Die First of Starvation—A Fat or a Thin Person?". In: *Science Focus*. Disponível em: <https://www.sciencefocus.com/the-human-body/who-would-die-first-of-starvation-a-fat-or-a-thin-person.>
2. M. Nestle, "Why Does the FDA Recommend 2,000 Calories Per Day?", *Atlantic*, 4 de agosto de 2011. Disponível em: <https://www.theatlantic.com/health/archive/2011/08/why-does-the-fda-recommend-2--000-calories-per-day/243092/.>
3. T. Mann, *Secrets from the Eating Lab*. Nova York: HarperCollins, 2015.
4. L. Bacon e L. Aphramor, *Body Respect*. Dallas: BenBella, 2014..
5. Ibid.
6. "23andMe Releases First-of-its Kind Genetic Weight Report". In: *23andMe*, 2 de março de 2017. Disponível em: <https://blog.23andme.com/23andme-and--you/23andme-releases-first-of-its-kind-genetic-weight-report/.>
7. T. Mann, "You Should Never Diet Again: The Science and Genetics of Weight Loss". In: *Salon*, 12 de abril de 2015. Disponível em: <https://www.salon.com/2015/04/12/you_should_never_diet_again_the_science_and_genetics_of_weight_loss/.>
8. Bacon and Aphramor, *Body Respect*.
9. A. Park, "When Exercise Does More Harm than Good". In: *Time*, 2 de fevereiro de 2015. Disponível em: <http://time.com/3692668/when-exercise-does-more--harm-than-good/.>

10. R. J. S. Costa, R. M. J. Snipe, C. M. Kitic e P. R. Gibson, "Systematic Review: Exercise-Induced Gastrointestinal Syndrome—Implications for Health and Intestinal Disease". In: *Alimentary Pharmacology and Therapeutics* n° 46, 7 de junho de 2017. Disponível em: <https://doi.org/10.1111/apt.14157.>

11. "Too Much Prolonged High-Intensity Exercise Risks Heart Health", news release. In: *American Association for the Advancement of Science*, 14 de maio de 2014. Disponível em: <https://www.sciencedaily.com/releases/2014/05/140514205756.htm.>

12. American Psychological Association, "Work, Stress and Health & Socioeconomic Status", Disponível em: <https://www.apa.org/pi/ses/resources/publications/work-stress-health.>

13. M. Seeman e S. Lewis, "Powerlessness, Health and Mortality: A Longitudinal Study of Older Men and Mature Women". In: *Social Science and Medicine,* n° 41, agosto de 1995. Disponível em: <https://www.ncbi.nlm.nih.gov/pubmed/7481946.>

14. V. Felitti et al., "Relationship of Childhood Abuse and Household Dysfunction to Many of the Leading Causes of Death in Adults". In: *American Journal of Preventive Medicine,* n° 14, maio de 1998. Disponível em: <https://www.ajpmonline.org/article/S0749-3797(98)00017-8/fulltext.>

15. E. Pascoe e L. Richman, "Perceived Discrimination and Health: A Meta-Analytic Review". In: *Psychological Bulletin,* n° 135, julho de 2009. Disponível em: <https://www.ncbi.nlm.nih.gov/pmc/articles/PMC2747726/.>

16. J. N. Ablin, H. Cohen, M. Eisinger e D. Buskila, "Holocaust Survivors: The Pain behind the Agony; Increased Prevalence of Fibromyalgia among Holocaust Survivors". In: *Clinical and Experimental Rheumatology,* n° 28, novembro/dezembro de 2010. Disponível em: <https://www.ncbi.nlm.nih.gov/pubmed/21176421.>

17. K. Schultz, "Are Childhood Trauma and Chronic Illness Connected?". In: *Healthline,* 18 de setembro de 2017. Disponível em: <https://www.healthline.com/health/chronic-illness/childhood-trauma-connected-chronic-illness.>

18. "Pounding Away at America's Obesity Epidemic", transcrito de *Fresh Air*, NPR, 14 de maio de 2012, Disponível em: <https://www.npr.org/2012 / 05/14 /152667325/pounding-away-at-americas-obesity-epidemic.>

19. F. Q. Nuttall, "Body Mass Index: Obesity, BMI and Health: A Critical Review". In: *Nutrition Today*, 7 de abril de 2015. Disponível em: <https://www.ncbi.nlm.nih.gov/pmc/articles/PMC4890841/.>

20. K. Flegal e K. Kalantar-Zadeh, "Overweight, Mortality and Survival". In: *Obesity*, nº 21, setembro de 2013. Disponível em: <https://onlinelibrary.wiley.com/doi/full/10.1002/oby.20588;>

M. Harrington, S. Gibson e R. Cottrell, "A Review and Meta-Analysis of the Effect of Weight Loss on All-Cause Mortality Risk". In: *Nutrition Research Reviews*, nº 22, junho de 2009. Disponível em: <https://www.cambridge.org/core/journals/nutrition-research-reviews/article/a-review-and-meta-analysis-of-the-effect-of-weight-loss-on-all-cause-mortality-risk/26226C6DF1BA-32BEB00AAC87FC416667.>

21. L. Bacon e L. Aphramor, "Weight Science: Evaluating the Evidence for a Paradigm Shift". In: *Nutrition Journal*, nº 10, janeiro de 2011. Disponível em: <https://nutritionj.biomedcentral.com/articles/10.1186/1475-2891-10-9.>

22. A. Carroll, *The Bad Food Bible*. Nova York: Houghton Mifflin Harcourt, 2017.

23. C. Jones, J. Fauber e K. Fiore, "Slippery Slope: $$ in, Diet Drugs Out, How Five Drugs Came to Market". In: *MedPage Today*, 19 de abril de 2015. Disponível em: <https://www.medpagetoday.com/special-reports/slipperyslope/51058.>

24. P. Marsh e S. Bradley, "Sponsoring the Obesity Crisis", Social Issues Research Centre, 10 de junho de 2004. Disponível em: <http://www.sirc.org/articles/sponsoring_obesity.shtml.>

25. Amy Erdman Farrell, *Fat Shame: Stigma and the Fat Body in America*. Nova York: New York University Press, 2011.

26. S. McLeod, "Maslow's Hierarchy of Needs". In: Simply Psychology, 21 de maio de 2018. Disponível em: <https://www.simplypsychology.org/maslow.html.>

27. Bacon e Aphramor, *Body Respect.*

28. D. Ciliska, "Set Point: What Your Body Is Trying to Tell You", National Eating Disorder Information Centre. Disponível em: <https://nedic.ca/download-file/1559579823.165235-87/>

29. D. Drummond e M. S. Hare, "Dietitians and Eating Disorders". In: *Canadian Journal of Dietetic Practice and Research* nº 73 (julho de 2012), edição internacional especial. Disponível em: <https://www.ncbi.nlm.nih.gov/pubmed/22668844.>

246 | F*DA SE A DIETA

30. M. Weig et al., "Limited Effect of Refined Carbohydrate Dietary Supplementation on Colonization of the Gastrointestinal Tract of Healthy Subjects by *Candida albicans*". In: *American Journal of Clinical Nutrition*, nº 69, junho de 1999. Disponível em: <https://www.ncbi.nlm.nih.gov/pubmed/10357735.>

31. V. Podgorskiĭ et al., "Yeasts—Biosorbents of Heavy Metals". In: *Mikrobiolohichnyĭ Zhurnal*, nº 66, janeiro/fevereiro de 2004. Disponível em: <https://www.ncbi.nlm.nih.gov/pubmed/15104060.>

32. N. Barnard, "Does Sugar Cause Diabetes?". In: *Dr. Barnard's Blog*, 7 de agosto de 2017, Disponível em: <https://www.pcrm.org/news/blog/does-sugar-cause--diabetes.>

33. J. Lott, *In Defense of Sugar*. Veneza, FL: Archangel Ink, 2015.

34. J. Hari, *Chasing the Scream*. Londres: Bloomsbury Circus, 2016.

35. S. Pappas, "Oreos as Addictive as Cocaine? Not So Fast" In: *LiveScience*, 16 de outubro de 2013. Disponível em: <https://www.livescience.com/40488-oreos--addictive-cocaine.html.>

36. D. Benton, "The Plausibility of Sugar Addiction and Its Role in Obesity and Eating Disorders", *Clinical Nutrition*, nº 29, junho de 2010. Disponível em: <https://www.ncbi.nlm.nih.gov/pubmed/20056521.>

37. M. L. Wolraich, D. Wilson e J. White, "The Effect of Sugar on Behavior or Cognition in Children: A Meta-Analysis". In: *Journal of the American Medical Association*, nº 274, 22-29 de novembro de 1995. Disponível em: <https://www.ncbi.nlm.nih.gov/pubmed/7474248.>

38. Lott, *In Defense of Sugar*.

39. S. Fallon and M. Enig, "Why Butter Is Better", Weston A. Price Foundation, 1º de janeiro de 2000. Disponível em: <https://www.westonaprice.org/health-topics/know*your-fats/why-butter-is-better/.>

40. A. Price, "What Is Butyric Acid? 6 Butyric Acid Benefits You Need to Know About", Dr. Axe: Food Is Medicine, 15 de junho de 2017. Disponível em: <https://draxe.com/nutrition/butyric-acid/>

41. M. Satin, "Salt and Our Health", Weston A. Price Foundation, 26 de março de 2012. Disponível em: <https://www.westonaprice.org/health-topics/abcs-of-nutrition/salt-and-our-health/.>

42. M. Morris, E. Na e A. Johnson, "Salt Craving: The Psychobiology of Pathogenic Sodium Intake". In: *Psychology and Behavior* 94, 6 de agosto de 2018. Disponível em: <https://www.ncbi.nlm.nih.gov/pmc/articles/PMC2491403/.>

43. J. Stamler, "The INTERSALT Study: Background, Methods, Findings, and Implications", fevereiro de 1997. Disponível em: <https://www.ncbi.nlm.nih.gov/pubmed/9022559.>

44. C. Kresser, "Shaking up the Salt Myth: The Human Need for Salt". In: *Chris Kresser: Let's Take Back Your Health*, 13 de abril de 2012. Disponível em: <https://chriskresser.com/shaking-up-the-salt-myth-the-human-need-for-salt/.>

45. I. A. Marin et al., "Microbiota Alteration Is Associated with the Development of Stress-Induced Despair Behavior". In: *Scientific Reports* nº 7, 7 de março de 2017. Disponível em: <https://www.nature.com/articles/srep43859.>

46. C. Kresser, "How Stress Wreaks Havoc on Your Gut—And What to Do About It". In: *Chris Kresser: Let's Take Back Your Health*, 23 de março de 2012. Disponível em: <https://chriskresser.com/how-stress-wreaks-havoc-on-your-gut/.>

47. C. Gillespie, "Being Overweight Can Actually Be Good for You— Especially After a Heart Attack". In: *Reader's Digest*, 23 de julho de 2017. Disponível em: <https://www.rd.com/health/conditions/can-you-be-overweight-and-healthy/.>

48. M. Fabello, "5 Social Theories That Prove Health Is Constructed". In: *Everyday Feminism*, 29 de setembro de 2017, Disponível em: <https://everydayfeminism.com/2017/09/proof-that-health-is-constructed/.>

49. G. Olwyn, "Part II: What Does BED Really Look Like?", Eating Disorder Institute, 10 de julho de 2015. Disponível em: <https://edinstitute.org/paper/2015/7/10/part-ii-what-does-bed-really-look-like.>

50. G. Olwyn, "Binges Are Not Binges" Eating Disorder Institute, 31 de outubro de 2012. Disponível em: <https://edinstitute.org/blog/2012/10/31/bingeing-is--not-bingeing.>

51. Bacon e Aphramor, *Body Respect*.

52. Ibid.

53. J. Okwerekwu, "In Treating Obese Patients, Too Often Doctors Can't See Past Weight". In: *Stat*, 3 de junho de 2016. Disponível em: <https://www.statnews.com/2016/06/03/weight-obese-doctors-patients/.>

248 | F*DA-SE A DIETA

54. S. Cohen et al., "Chronic Stress, Glucocorticoid Receptor Resistance, Inflammation, and Disease Risk". In: *Proceedings of the National Academy of Sciences*, n° 109, 17 de abril de 2012. Disponível em: <https://doi.org/10.1073/pnas.1118355109.>

55. A. Seballo, "Health Benefits of Rest". In: *Florida Hospital*, 12 de fevereiro de 2014.

56. A. Tomiyama et al., "Low Calorie Dieting Increases Cortisol". In: *Psychosomatic Medicine*, n° 72, maio de 2015. Disponível em: <https://www.ncbi.nlm.nih.gov/pmc/articles/PMC2895000/.>

57. M. Pohl, "Chronic Pain: It's All in Your Head, and It's Real". In: *Psychology Today*, 2 de janeiro de 2013. Disponível em: <https://www.psychologytoday.com/us/blog/day-without-pain/201301/chronic-pain-it-is-all-in-your-head--and-it-s-real.>

58. P. Chödrön, *Comfortable with Uncertainty: 108 Teachings on Cultivating Fearlessness and Compassion*. Boston: Shambhala, 2002.

59. A. Mayyasi, "The Surprising Reason Why Dr. John Harvey Kellogg Invented Corn Flakes". In: *Priceonomics*, n° 17, maio de 2016. Disponível em: <https://www.forbes.com/sites/priceonomics/2016/05/17/the-surprising-reason-why-dr--john-harvey-kellogg-invented-corn-flakes/.>

60. H. Markel, "The Secret Ingredient in Kellogg's Corn Flakes Is Seventh-Day Adventism". In: *Smithsonian*, 28 de julho de 2017. Disponível em: <https://www.smithsonianmag.com/history/secret-ingredient-kelloggs-corn-flakes-seventh--day-adventism-180964247/.>

61. P. Levine, *Waking the Tiger: Healing Trauma*. Berkeley, CA: North Atlantic, 1997.

62. P. Payne, P. Levine e M. Crane-Godreau, "Somatic Experiencing: Using Interoception and Proprioception as Core Elements of Trauma Therapy". In: *Frontiers in Psychology*, n° 6, 4 de fevereiro de 2015. Disponível em : <https://www.ncbi.nlm.nih.gov/pmc/articles/PMC4316402/.>

63. C. Pert, *Molecules of Emotion: The Science behind Mind-Body Medicine*. Nova York: Touchstone, 1997.

64. A. Spiegel, "Mind over Milkshake: How Your Thoughts Fool Your Stomach", *Morning Edition*, NPR, 14 de abril de 2014. Disponível em: <https://www.npr.org/sections/health-shots/2014/04/14/299179468/mind-over-milkshake-how--your-thoughts-fool-your-stomach.>

65. D. Ingram e M. Mussolino, "Weight Loss from Maximum Body Weight and Mortality: The Third National Heath and Nutrition Examination Survey Linked Mortality File". Disponível em: *International Journal of Obesity*, nº 34, 9 de março de 2010. Disponível em: <https://www.nature.com/articles/ijo201041.>

66. D. Lancer, "Shame: The Core of Addiction and Codependency". In: *Psych Central*, 17 de julho de 2016. Disponível em: <https://psychcentral.com/lib/shame-the-
-core-of-addiction-and-codependency/.>

67. C. Baum, "The Wage Effects of Obesity: A Longitudinal Study", *Health Economics*, nº 13, setembro de 2004. Disponível em: <http://onlinelibrary.wiley.com/doi/10.1002/hec.881/abstract.>

68. Bacon e Aphramor, *Body Respect*.

69. J. Ludwig et al., "Neighborhoods, Obesity, and Diabetes—A Randomized Social Experiment", *New England Journal of Medicine* nº 365 (20 de outubro de 2011), <http://www.nejm.org/doi/full/10.1056/NEJMsa1103216.>

70. D. Skuse, S. Reilly e D. Wolke, "Psychosocial Adversity and Growth during Infancy". In: *European Journal of Clinical Nutrition*, nº 48 (1994): supl. 1, S113-S130.

Este livro foi composto na tipografia Adobe
Caslon Pro, em corpo 12/16, e impresso em
papel off-white no Sistema Cameron da
Divisão Gráfica da Distribuidora Record.